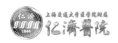

仁心仁护 济人济事

仁济医院人文护理实践纪实

主　审：闵建颖　赵爱平

主　编：奚慧琴　杨　艳

副主编：张晓红　徐洁慧　严玉茹

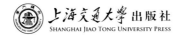

上海交通大学出版社
SHANGHAI JIAO TONG UNIVERSITY PRESS

内容提要

本书是一部深刻探讨现代护理人文关怀与临床护理实践的著作。全书分为上、下两篇：上篇"仁心魅力，施予灵性抚慰"，聚焦病房内的真实故事，生动描述了护士在缓解患者情绪、增强患者治疗配合度的人文故事，展现了护士们如何在护理过程中融入情感，以细腻之心倾听患者心声，促进患者主观体验改善，实现心灵慰藉与疗愈，体现护士的人文关怀能力得以提升的过程。下篇"仁爱善心，践行人文关爱"，则着重阐述如何通过优化医院人文关怀软、硬环境，从温馨的色彩搭配、舒适的物理空间到细致入微的服务语言艺术、礼仪、流程及护理文化，构建全方位的人文关怀体系，让患者在接受治疗的同时，感受到家的温暖与社会的关怀，实现身心的双重康复。

本书旨在传递护理工作的温度与价值，倡导以"仁心"行"仁护"，"济人、济世"，共同促进医疗服务的进步。在医疗服务改善背景下，本书可以帮助护理工作者打开思路，获得启示，从而在临床实践中更好地开展人文照护。

图书在版编目(CIP)数据

仁心仁护 济人济事：仁济医院人文护理实践纪实/奚慧琴，杨艳主编. —上海：上海交通大学出版社，2024.10—ISBN 978 - 7 - 313 - 31858 - 9

Ⅰ. R47

中国国家版本馆 CIP 数据核字第 20243J5X13 号

仁心仁护 济人济事——仁济医院人文护理实践纪实
RENXIN RENHU JIREN JISHI——RENJI YIYUAN RENWEN HULI SHIJIAN JISHI

主 编：奚慧琴 杨 艳

出版发行：上海交通大学出版社		地 址：上海市番禺路 951 号	
邮政编码：200030		电 话：021 - 64071208	
印 制：上海锦佳印刷有限公司		经 销：全国新华书店	
开 本：880mm×1230mm 1/32		印 张：5.125	
字 数：94 千字			
版 次：2024 年 10 月第 1 版		印 次：2024 年 10 月第 1 次印刷	
书 号：ISBN 978 - 7 - 313 - 31858 - 9			
定 价：48.00 元			

编委会名单

序

人文,是决定医学高度的又一新标。

当医学进入精准治疗的时代,人文关怀是其不可或缺的重要维度。人文关怀,是医学"以人为本"精神的最好诠释。对医护人员而言,我们面对的生命,不仅是生物学意义上的生命,还是一种精神、文化的存在。患者需要被尊重、被真诚关怀和照顾。因此,人文关怀是医护工作不可缺失的部分。对患者而言,医学不仅是治愈疾病,也包含了其在整个治疗护理过程中感受的人性照护。精湛的医疗技术与细腻的人文关怀,是一对翅膀,合力赓续着患者的尊严和生命。

近年来,国家高度关注医疗卫生行业人文关怀工作的落实情况。国家卫健委先后颁布了《改善就医感受 提升患者体验主题活动方案(2023—2025 年)》《进一步改善护理服务行动计划(2023—2025 年)》《医学人文关怀提升行动方案(2024—2027 年)》等文件,高度重视人文关怀工作的开展并提出实践要求:加强组织建设、坚持文化引领、开展人文培训、增进医患沟通、营造人文关怀就医环境；加强社工和志愿者服务等多项并举，增强人文关怀，促进交流互信，让患者感受到医疗的温度，构建和谐医患关系。

时代命题，护理义不容辞！护士亟待通过科学方法将人文关怀与护理充分融合，润心田于无声。

180 年的历史给予仁济护理深厚的文化底蕴，亦赋予了仁济护理坚持人文关怀探索的信念。二十年来，他们秉持"专业与人文并行"的宗旨，从沟通艺术、叙事护理实践到人文关怀病区建设，人文关怀始终指引着仁济护士以实践找寻直抵患者心扉的暖阳。这一本书，是仁济护理将人文关怀与护理无缝衔接的真情展现。"仁心魅力，施予灵性抚慰"的 15 则故事让我们感知人文关怀是无形的，始于尊重、医路倾听、以理解回馈，在日复一日的工作中，鼓励患者走出疾痛、迎接生命挑战；当患者被疗愈时，护士亦获得成长、赋能内心、更为积极。"仁爱善心，践行人文关爱"的三章内容，让我们体验到有形的人文关怀，在医院中科学打造人文关怀环境，以客观的视角感受人文关怀的舒适度。在多元护患沟通途径中，用专业和温暖的护理语言切实宽慰患者，以传递人文关怀的体贴度。

时值上海交通大学医学院附属仁济医院 180 年院庆，《仁心仁护　济人济事》一书是仁济护理人为百年院庆送上的特殊贺礼。它既是仁济文化的演绎，又是仁济护理的灵魂，是值得护理人珍藏的宝贵财富。

最后,我代表学会衷心希望这本书能够成为一盏明灯,熠熠闪光,照射出护理人平凡之中的崇高;亦为一座桥梁,连接护患情感的沟通,使之更加紧密;更是一种示范,永续仁心仁事,且行且盛。让我们携手并进,在仁爱之心的引领下,共同书写护理人文的新篇章!

中华护理学会理事长

吴欣娟

2024 年 10 月

目 录 CONTENTS

上篇 仁心魅力，施予灵性抚慰

下篇 仁爱善心,践行人文关爱

仁心魅力，施予灵性抚慰

第一章 敬重生命的尊严

导 语

我们应该学着去敬重每一个人的生命尊严

- 敬重生命的尊严,是对生而为人的权利与价值的坚守,在医疗的语境里,聆听患者的声音,感受患者的心声,共同做出最佳的护理决策。

- 相信患者,因为但凡真实的均存在意义,不管是故事或是能力。

- 人有好有坏,但如果可以,请尽量把患者只看成单纯的患者。

- 除了生理健康以外,隐私保护权、知情同意权、治疗选择权,都是患者应该享有的权利。

- 生命终将要逝去,作为患者的守护者,请维护好他们最后的尊严,护其绚烂如初。

敬重知情——解读爱的"面具"

▲背景资料▲

周某,男,67 岁,一名胃癌肺转移患者,退休,丧偶。女儿是其主要照护者,女儿离异,育有一子。

患者故事

(一)粉饰的"面具"

周一的交班和往常一样准时开始,大家都在听着夜班护士的交班,只听她报告说:"12 床,周某,家属称患者不知晓自己的病情,需要采取保护性医疗措施。"

我的心又一次触动了一下,这是这个月第 6 个自己病情被隐瞒的患者了。

这位 12 床周某的疾病恶化得很快,3 天后,我们在晚间交班时来到这位患者的床边,看着他因为疼痛而微微皱着自己的眉头,大量的双侧积液压迫着他的胸腔,他用力地呼吸着,发出"呼呼"的声音。

作为一名在临床工作了 17 年的护士,我察觉到他生命的"烛火"将要渐渐熄灭,正想张口说些安慰的话,却被他女儿的话语堵了回去。"我父亲他是不是比昨天好一点了？今天的气好像也不急了。"女儿急切着表达，还对我挤了下眼睛。

然后她又转头和她的父亲说："爸爸，你要坚持哦，一切都在好转。"这时，患者也看向他的女儿，费力地微笑并点点头说："好的。"

看着患者满脸的宠溺和他的女儿满脸的强颜欢笑，我想起了3天前的情景……

（二）事实的真相

那天，晨间床边交班时，我们来到周伯伯床边，一边和他打着招呼，一边告知他身体状况及相关的健康指导，而他漫不经心地应答着。

当我们准备离开病房时，他突然和我说话了："护士长，我想和你说几句话。"我来到他的床边，他说："等一下我女儿来的时候，你不要和她说我昨天晚上腰痛的事情，她还要上班，这种事就不要让她担心了。"

他深吸了口气继续说："其实我知道我的病，是癌，估计也活不了多久了。我活了六十几年，其实也没有什么遗憾了，但是我不放心我的女儿，她离婚了，一个人带着我的外孙，既要上班又要带孩子，还要照顾我，她实在太辛苦了。我走了以后，也不知道她以后怎么照顾自己……"

（三）爱的"表演"

如今，他看着他的女儿，对他女儿说的话却一脸认同。我看着病房里的这对父女,这一瞬间,我竟然说不出一句话,只是快速地离开病房,生怕自己再晚一步离开就要控制不住自己的情绪。

因为爱就是让自己爱的人安心,所以即便一个人身上背负了巨大的悲伤,另一个人知晓自己将不久于人世,但为了让对方安心,最终都不约而同地戴上了"面具"。殊不知,他们的演技实在拙劣……

(四)勇敢接纳

那天,我回到护士台后,脑海里放映着这对父女压抑而又充满爱的"表演"。自 2021 年 1 月 1 日起实施《中华人民共和国民法典》,其中第一千二百一十九条规定"医务人员在诊疗活动中应当向患者说明病情和医疗措施。"这位患者有知晓病情的权利,这对父女也应该拥有释放自己的情感、诉说内心真实想法的机会,我默默地做了决定。

周老先生的女儿来了,我把 3 天前她父亲在床边对我说的话告诉了她,她失声痛哭,说道:"原来他早就知道。"

我安慰道:"是的,他不放心你和你的孩子,你可以多和他说说你以后的工作安排,孩子的安置,让他安心,时间不多了,你也可以和他说说他的治疗方案,问问他还有什么事需要办……"

"可我该怎么告诉他呀?我说不出口啊!我过不了这一关。"她哽咽着,脸上的泪珠不断地滑落。

我思考片刻后说道:"那我帮你联系主治医生,由我和主治医生陪着你，我们一起将病情及治疗方案告知你爸爸，他一般下午精神比较好，要么就明天下午，地点就在你爸爸的单人病房内，你看可以吗？"

她听完后点头同意："好的，我明天把我儿子安顿好，一个人来医院。"

我提醒她："你明天来的时候也可以带一些可以显示你和你爸爸共同回忆的小物件，让他感受到你对他的爱，以及生活的希望，同时也可以请你家宝贝儿子写一封信给外公，告诉外公——'他是个男子汉了，自己可以照顾妈妈了'。"

"好的，谢谢你，我有主心骨了！"她连声道谢。

第二天，我安排护士们在12床周老先生的房间里放置了绿植和鲜花，并准备了信纸和笔，我们三个人如约来到了他的病房……

下午我巡视完病房后回到护士台，看到周老先生的女儿正在等我，"护士长，谢谢你的安排和布置，房间里因为那些植物充满了勃勃生机，我爸爸也真的给我儿子回信了，还不让我看，我感觉我儿子看完信后也一下子懂事了很多，你看他还为外公手工制作了贺卡！"她一边说着一边打开了她的手机，把那张贺卡的照片递给我看。

"太好了，你把这个贺卡照片也给你爸爸看看，他会比你更开心的！"我拍拍她的肩膀微笑着说。

"好嘞！那我去我爸爸那里了，我可是先来找你的！"说完，只见她迈着轻快的步伐走进了她父亲的病房。

在我的促使下，这对父女终于摘下了"面具"，再也不用压抑而充满爱地"表演"了。在接下来的日子，原本 12 床的房间里压抑的气氛慢慢发生了转变，在他们父女之间，我看到了坦然和默契……

 反思与成长

（一）知情同意，两难的抉择

近年来，随着恶性肿瘤相关科学知识的普及和知情同意权意识的觉醒，恶性肿瘤告知的共识度不断提高，然而在实际的临床医疗工作中，真正享有知情同意权的患者却并不多见，更多的现象是采用保护性医疗措施。如同案例中的父女，患者被隐瞒病情，家属也在费力地"表演"，尽力地隐瞒。在持续治疗过程中，很多患者可能早就知道自己患了恶性肿瘤，但为了避免直接谈论病情或者出于体谅家人的关心，因而装作不知情，彼此心照不宣，但殊不知此时患者和家属都承受着巨大的心理折磨。保护性医疗措施的初衷虽然是好的，但是使之后的治疗变得更为复杂和艰难，也给医患关系带来了挑战和考验。

（二）知情同意，正确的决策

在对肿瘤患者进行病情告知时，应当做出适宜患者及其照护者的正确的伦理决策，关注患者及家属的内在需求，应用有效的沟通技巧建立护患信任。就如同案例中一样，患者和家属分别对护理人员的诉说,成为摘下他们彼此所戴"面具"的一个契机。我们倡导的是一种多方协作、共同参与的模式,让医护人员、患者及其家属围坐一圈,形成一个充满爱与支持的对话空间。在这里,没有单向的命令或冰冷的告知,有的是基于信任的共享决策。医护人员以专业而温暖的语言,耐心解释病情,同时倾听患者的声音,尊重他们的选择权与知情权。家属则作为患者最坚实的后盾,用爱与理解给予患者力量,共同面对这一艰难时刻。

(三)知情同意,从容应对

知情同意的告知需要医学、伦理学、社会学、艺术等多学科的融合,应不断加强恶性肿瘤相关科学知识、伦理学和心理学知识的普及,提高医疗保障和服务能力,将有助于提高患者及家属对恶性肿瘤的接受度,让恶性肿瘤像慢性疾病一样被患者及家属从容、坦然地对待。

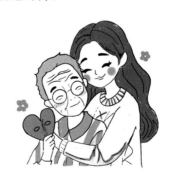

(严玉茹)

敬服选择——"倒霉蛋儿"还是"幸运儿"

◀ 背景资料 ▶

老宋,男,47岁,退伍军人,目前在妻子的陪护下,在上海某康复医院进行康复治疗。老宋育有一子,大学在读。

👤 患者故事

(一)军人的"战役"

在医院这个充满未知的特殊考场里,每天都在上演着生死悲欢的故事。

老宋,大家都笑称他是"倒霉蛋儿"。他的命运似乎格外坎坷,六年的时光里,每一次入院,他都被推向生死边缘。然而,他又无疑是个"幸运儿",命运也为他点亮了一盏明灯,那就是他的妻子。

老宋的妻子,一位面容清秀、身材纤细的江南女子。当老宋的父母对他不管不顾时,她毅然决然地成为了老宋生命中唯一的支柱。

老宋曾经是一名军人,刻在军人骨子里的坚强意志成为他对抗病魔的利剑。妻子不离不弃的爱成为他直面死亡的"杀手锏"。

（二）爱抵御万难

2018 年的年底，老宋第一次因车祸住院，他发生了颅骨损伤和硬膜下血肿。经过开颅去颅骨瓣减压术，以及他妻子一百多个日夜寸步不离的陪伴，他顽强地挺了过来。

然而，命运却总爱捉弄人。

2023 年 6 月，在一次和家人外出游玩的途中，老宋再次遭遇了车祸。令人难以置信的是，车里其他人都安然无恙，唯独坐在后排的他伤到了颈部脊髓。真可谓"麻绳专挑细处断，厄运专挑'倒霉蛋'"。

医生告知老宋的妻子："按照以往病例，这种情况可能是一场长久战，您要做好患者终身瘫痪的准备。"

她一个人静静地坐了良久。那双美丽的大眼睛里噙满了泪水，闪烁着复杂的情感，却倔强地不肯落下。

作为护士，我见过太多的生老病死与悲欢离合。但这个女人的眼神，至今仍让我动容，那眼神里满含着悲伤和委屈，也有着一股倔强和绝然。

我轻轻走到她身边，坐下后轻抚她的肩膀。她的眼睛从捂住脸的手指缝隙中看了我一眼。

我坚定地看着她，说道："我们一起努力好不好？不放弃就有希望！"

她的双手从捂着的脸上缓缓放下，抓住了我的手，仿佛抓住了希望的绳索。她说："有你们在，我有信心。"

从那以后，她每天都来陪伴老宋，会心地说笑、温柔地抚触，陪伴老宋积极地锻炼，从未有一天间断。谁能想到，那个瘦瘦小小、看似柔弱的身躯里，竟能迸发出如此巨大的勇气和耐力。美好的爱情原来不只存在于小说中，爱真的有着抵御万难的力量。

虽然我们已经彼此很熟悉，但我每天也一定会走到老宋床边，对老宋和他的妻子说："我们一起加油哦。"在如此艰难的时刻，我想他们也一定需要我们的精神支持和鼓励。

老宋很快拔掉了气管切开套管。2024年初，他顺利出院了。

（三）一息尚存，决不放弃

然而，命运仿佛一个无情的戏耍者，从未打算放过他们。

2024年5月，一场始料未及的感冒如恶魔的诅咒，瞬间将老宋再次推入了深渊。高烧席卷了他本就虚弱不堪的身躯，下呼吸道感染乘虚而入。他用力地想吸入氧气，但是氧饱和度始终在70%至80%之间无力地徘徊。

当他们再次踏入熟悉的病房，他们深深地明白，这又将是一场漫长而又无比艰苦的战斗，也是他们最后的一根救命稻草。

医生凝重地提出了再次进行气管插管的方案，老宋和妻子的脸上瞬间被犹豫和抗拒所占据。拔掉气管套管是他们经过千辛万苦、付出了无尽的汗水与泪水才取得的成果,可如今,却又要再次面对这个如同噩梦般的残酷选择。

看着他们一路走来,我非常清楚他们的纠结与痛苦。但是我更清楚地知道,我需要给他们坚定的信念。

我过去轻轻握住了老宋妻子颤抖的手,她看着我,哭了,哭得撕心裂肺。也许是在熟悉的人面前,她卸下了坚强的伪装。我从来没见过这样的她。她的坚强在这一刻彻底崩塌了。

我整理了一下情绪,说:"对你们来说,现在一定是一段异常艰难的时光,但挺过来后,人生一定会豁然开朗。真要是挺不过来,时间也会教给我们,怎么与它们和解,所以不必害怕,让我们陪你一起面对,好不好?"

她抹了抹失控后流下的泪水,说道:"可是太难了,我害怕,害怕这一次我会坚持不住了。"

我轻轻安抚着她,说道:"前几次可以,这次也一定可以的。我们已经有经验了,不是吗?"

她艰难而又迟疑地点点头,说道:"好,我应该还可以试试。"

我伸手试图抱抱她,她主动回应我的怀抱,在她的肩膀上,我也流泪了,但是当时我并不知道那是悲伤还是开心。现在想来,那一定是希望的眼泪。

我坚定地说:"你不认输,生活就撂不倒你,何况我们这么多人陪你呢。"

她的眼里似乎又燃起了之前的倔强和绝然。

夫妻俩终于同意再次进行气管插管。他们深知,这是为了他们共同的未来。虽然前路依旧迷茫而艰难,但他们不再孤单,因为我们将继续陪伴着他们,守护他们最坚定的信念。

 反思与成长

(一)见证生命的脆弱,学会敬畏

当老宋一次次被送进医院,我看到了生命的脆弱,它可以在瞬间被命运的车轮碾碎。这种脆弱提醒我们,生命并非永恒,而是需要我们倍加珍惜的宝贵财富。

在照顾老宋的过程中,我开始学会敬畏生命。每一个生命都是独一无二的,都值得我们用心去呵护。我不再把患者仅仅看作一个病例,而是一个有血有肉、有情感的人。

(二)感受爱的力量,懂得关怀

老宋虽是命运的"倒霉蛋儿",但又是生活的"幸运儿"。生命是脆弱的,医学的能力也是有限的,唯有爱才是化解这些无奈窘境的方法。军人出身的老宋,带着铮铮硬骨,也难逃疾病一而再再而三的折磨。而妻子用爱为他撑起了一片天,在朝夕相伴中,用坚定、温柔和执着帮他扛过一次又一次的考验。

从他们身上,我们感受到了爱的力量。这份爱不仅仅是夫妻之间的情感,更是一种人性的光辉。它让我更懂得了关怀的重要性。一个真诚的微笑、一句贴心的话语、一个温暖的拥抱,都可能给患者和家属带来巨大的安慰。感受爱的力量并懂得关怀是一种宝贵的人生体验。

（三）感悟生命的意义，实现成长

生命不仅仅是活着，更是一种责任、一种奉献、一种爱。护士关怀的对象除了患者，还包括其照护者及整个家庭。在关怀的过程中，护士也在一次次被感动，也更懂得关怀的本质。人文关怀之美是相互赋能，赋了患者及照护者信心与坚持的力量；而护士则在其中找到了医疗之外的治愈方法，自身的人文关怀能力也在不断提升、不断成长。

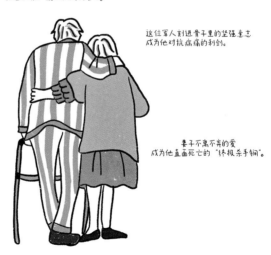

（徐晨悦、顾陈宇、乔跃华）

敬畏生命——生如夏花之绚烂　逝如秋叶之静美

◤背景资料◢

某患者,男,55岁,胃癌晚期,姑息化疗六个疗程,病程一年半,终因疾病复发而离世。育有一子,20岁,在国外留学。爱人作为主要照护者,陪伴他走完了人生最后一程。

患者故事

(一)美好的遇见

他的名字里有"光辉",可谁知他这一生的光辉竟是如此短暂,"胃癌晚期"最终让他的生命在55岁的美好年华戛然而止。我对他的第一印象,停留在去年下半年,那时他因为胃部胀痛不适一月余,前来医院检查,不料不幸偏偏降临:癌症中晚期,没有手术指征,只能姑息化疗。每月一次的化疗,共6次,他就这样在肿瘤科待了近半年。记忆中他和他的家人都是非常和善的人,护士们帮他们做了任何事,他们都会笑着说感谢。

因为他知道我是护士长,并且我帮他安装了化疗时需要使用的输液港,所以我们之间逐渐熟悉起来。我们每次见面时,他的开朗、乐观、坚强总是感染着我。在他不输液时,我总是能听到他跟着手机唱着自己最喜欢的歌。他告诉我:"每次来你们这住院,我都能感受到家的温暖,很开心。"

(二)难忘的夙愿

我常常在想:在那些恶性肿瘤患者的生命中,当被确诊之后,他们要经过怎样艰难的心路历程?面对即将到达的人生终点,哪些事是他真正最想做的?忙忙碌碌中,时间一晃而过,他的最后一次化疗结束了,出院前他特地来和我道别,他告诉我,化疗结束了,明天要出院了,他说自己此生不长了,趁现在还能走,想到外面的世界去看看,一直想去西藏,这一回,得提上日程了……我心生担忧,想到高原的缺氧,以及他刚刚化疗后虚弱的病体,但是为他的执念所折服。少有患者在这一刻遵从内心的想法,勇毅前行。我对他说:"我敬佩你的选择,为你点赞,出行中务必保持联系,我为你在线护航。"

(三)心灵的沟通

半年后,再次见到他时,他坐在轮椅上。让我心痛和惊讶的是:他已完全变了一个人,精神状态极差,人已十分消瘦。

他的家属告诉我,他现在有幽门梗阻症状,不能吃任何东西,在一家社区医院住院,每天输营养液。在输液港护理的时候,我们进行了最后一次近距离交流。

他微笑着用微弱的声音问我:"护士长,你说我还能活多长时间呢？我想早点脱离痛苦，有尊严地离开，一天也不想活了。"

没想到他会直接问出这样敏感的话题，我一时竟不知如何回答他。我问他："你还有什么没有完成的愿望吗？"

他不假思索地说道："都完成了，孩子大了，在日本留学。和那些二三十岁的肿瘤患者比起来，我在这世上活了55年，已经很幸运了"。

没想到面对即将到来的死亡，他还是如此平静和乐观。"家里银行卡密码都告诉老婆了吗？"我和他开起了玩笑。

"都说了，都交代好了"他笑得更灿烂了。

我又问道："还有什么放心不下的吗？"

他沉思了片刻，眼角噙满了泪水，低沉地说道："最放心不下的还是老婆和孩子……"

我默默点头，准备和他的妻子沟通，这一刻是该妻子告诉患者生后的安排，宽慰丈夫让他安心离去。

（四）最后的道别

分别时，他又微笑着再次感谢，和我挥手道别。看着轮椅上瘦弱如蝉的他消失在走廊尽头，我的内心五味杂陈，这或许就是我们最后一次见面和交流了。

四天后的一个清晨，我得知他在夜里安静地离开了这个世界。我不知道他在生命的最后几天经历了什么，他的妻子告诉我，他走的时候很平静，这也许是因为我在患者最后的时刻，捅破了夫妻间这一层精心糊起的情感"窗户纸"，让患者走到了不留遗憾的终点。

反思与成长

（一）尊重患者遗愿

生命只有一次，必然有即将离去的不舍和不安，"光辉"大叔的内心有对生命的渴望，有对妻儿的眷恋。但真正面对即将到来的死亡时，他已经能平静面对，做好了一切准备，只希望少点痛苦，有尊严地离开这个世界。

（二）生命句号中的关爱

生命有开始，就有终结，我们无法回避死亡。在面对那些即将走完生命旅程的临终患者时，我们会悲伤、难过和无奈。但我们更应该做到的是给予他们更多的关爱、理解和尊重，让他们带着爱，平静、安详地画上生命的句号，正如诗人泰戈尔所说："生如夏花之绚烂，逝如秋叶之静美"。

（三）领悟生命的价值

生与死是人生永远的话题，我们从事护理这份工作，有幸陪伴很多生命从出生到死亡，同时体验着生的喜悦和死的悲伤。每位患者经历痛苦的过程都是一个故事，有生病的感受，有治病的过程，有对自我的认识，有对生命意义的理解。作为一名肿瘤护理管理者和照护者，更应该重视患者的精神世界和关注其心灵归宿，引导护士认识生命的价值，尊重、敬畏和关爱每一个生命，从而真正为患者提供高质量、有温度的护理照护。

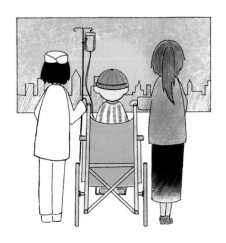

（仇晓霞）

第二章　倾听患者的声音

我愿意尝试去倾听每一个人的故事

- 每个人都有一个故事，每个人都是一个故事。
- 每一位护士带着人文的理念去倾听患者的心声，由此所创造的人文护理方式都是不同的。
- 只要你愿意，你就可以听到患者的灵性世界，让单调、枯燥的工作渗透出不一样的意义，甚至渗透出一种美感和诗意。

倾听给予心灵慰藉——揭下偏见的标签

◀ 背景资料

　　张丽,女,56岁,患者(张英)的妹妹。患者为行乳腺癌手术治疗而入院,因其同时患有认知障碍,生活不能自理,故张丽作为主要照护者,陪同患者一起入院。

患者故事

(一)初遇时的偏见

　　张丽只身一人,为姐姐办理着住院手续。初见时,她眉头紧锁,神情压抑,语速急促且不耐烦。她充满防备,仿佛每一句话都包裹着沉重的负担,与姐姐的对话中也满是呵斥与抱怨。相比之下,她的姐姐,虽然年逾六旬,但眼神却异常清澈,天真得像个孩子,与外界的纷扰格格不入。住院不过短短两日,关于张丽的矛盾事件已屡次被同事提及。她的性格尖锐与不易接近,在我心里留下了"尖酸刻薄"的印象。

　　第二天早上,从她房间里突然传出歇斯底里的嘶吼声:"我死了,你们都得死!"

　　随即,她来到护士站,压制着情绪对我说:"护士,今天由我哥哥陪着我姐姐,但他可能搞不清楚,请帮忙多关注着点。"她的眼神中夹杂着闪躲与不安。

我说:"阿姨,请你放心。今天你是有什么事情吗?"

她说:"今天冬至,我要去老公的坟上,我会尽快回来。"

我想:她虽看似难以接近,但她的神情和动作无不透露出她内心的挣扎与隐忍。在其焦躁与不耐烦的背后,或许隐藏着不为人知的苦楚吧。那日清晨的歇斯底里,更像是她心灵深处长久压抑情绪后的集中释放。这让我不由自主地想要接近她,理解她那份不易察觉的温柔与坚强。

(二)夜色下的倾听

那一晚,我上夜班。

当我走进病房时,患者已经入睡,她示意我不要吵醒姐姐。我向她交代了术前注意事项。

我:"阿姨,你姐姐明天做手术,今晚你也要好好休息。"

她:"今晚我得看牢她,免得她半夜醒来偷吃东西。医生说她血糖控制得不稳定,伤口容易长不好。她是控制不住自己的,我一着急就会对她凶,她是怕我的,就会听话点,其实她心里是不懂事的。"说着,她无奈地摇了摇头,起身看了看熟睡中的姐姐,披了披被子。她这般的关怀与温柔,一反常态。可能是在夜色的浸润下,她像是卸下了带刺的保护壳,对我也温和了很多。

我:"平时都是你在照顾姐姐吗?"

她:"对,也只有我了。"

我:"不是还有哥哥吗?"

她:"他去年脑卒中以后有半边身体就不灵活了,得拄着拐杖走路。昨天不得已才把他叫了过来。"

我:"看得出来,其实你对姐姐很尽心。"

说到这儿,她哽咽了。

我:"我们可以聊聊姐姐的情况吗?"

她:"姐姐是家中老大,从小就很爱护我们兄妹,她读书好,分配的工作也很好。但是她体质弱、胆子小。小的时候,她亲眼看见外婆呕血去世,估计当时就埋下了阴影。她工作后有一次加班到深夜,回家路上的一个意外就导致她成这样了。"

我:"她治疗过吗?"

她:"治疗从没间断过。我们曾经尝试着想给她找户人家结婚。如果遇到好人家,日子是可以过下去的,但是也会遇到很多麻烦事。万一人家对她不好,她太单纯了,根本不知道怎么保护自己。所以后来我就提议,养她一辈子。"

我:"你的决心很伟大。"

她:"她是我亲姐,我不想看到她受苦。养在家里,我比较有把握。"

我:"前天,我好像听见你说'我死了,你们都得死',是遇到什么麻烦了吗?"

她深深地叹了一口气,说:"我爸瘫在床上,家里没人照顾他,哥哥中风后自顾不暇,姐姐又得了这个病……我老公几个月前因为肝癌走了，我在医院陪了他3个多月，他临走时人已经瘦脱相了。他曾对我说，太痛苦了，简直生不如死。现在我姐也得了癌，我好害怕她也会受同样的苦。昨天是我老公下葬的日子，我不得已才把我哥哥叫来看着姐姐。"一提到老公，她再也压制不住自己的情绪，泪水夺眶而出，她一边抽泣，一边擦着泪水，说："真不好意思，你这么忙还听我说这些。"

我："阿姨，你因为信任我才把这些不愉快的事讲给我听，我很愿意陪你。"

她接着说："我以前是商场销售员，在待人接物方面我有自己的技巧，连续好几年都是销售冠军，顾客都说我态度好。那时候虽然辛苦，但哥哥、老公和爸爸都还是好好的。那时我姐的状态也比现在要好，不仅生活能自理，还能帮着照顾爸爸，现在的她一年不如一年。越来越多的事情压到我的身上，我也不年轻了，感觉自己好累。我常常责怪自己脾气怎么变得越来越急躁了，责怪自己说出那样伤人的话，其实我很内疚。"她虽泣不成声，却努力压低声音，时不时转身看一眼熟睡中的姐姐……

（三）爱的决心是勇敢

我："阿姨，你不用自责。我特别理解你的感受，相信你的亲人也都会明白你的辛苦付出已竭尽所能。人在压力大的时候，情绪难免会有起伏，他们不会责怪你的。同时，我也真心希望你要注意好自己的身体。"

沉默许久之后，她擦了擦眼泪，用坚定的语气对我说："谢谢你听我讲了这么多。我想好了,不管以后遇到什么样的困难,我都会照顾好姐姐,就像我曾经决定养她一辈子时那样勇敢。我也要照顾好自己,这个家离不开我。我相信一切都会好起来的!"这是我第一次看到她紧锁的眉头松开了。

自此,她仿佛变了一个人,与医护人员的日常沟通也变得和气顺畅,她和姐姐的关系更是融洽、温馨。在她的精心照顾和无微不至的关怀下,她姐姐很快就迎来了出院的日子。

我想:人与人之间的那份理解与鼓励,不仅能抚慰人心,还能激发内在的坚韧。看到她从自责中走出,重拾信心,勇于面对生活,我深感欣慰。更相信爱与坚持终将驱散阴霾,迎来光明。

反思与成长

(一)拥有敏锐的洞察力,在寻常之中发现"不寻常"

在这个故事中,"张丽"一开始表现出"尖酸刻薄"和"难以接近",这或许在临床工作中早已是司空见惯的事。在急于为这些现象贴上标签之前,我们要保持敏锐的洞察力,觉察出所谓"寻常"背后的"不寻常"。人生的种种不易会让人披上坚硬的"盔甲",我们要学会敏锐洞察、仔细倾听、理解不易。

(二)摒弃偏见与刻板印象,用倾听打开心灵的"枷锁"

像"张丽"这样的外在表现,往往不经意间就让我们对她产生了刻板印象，无形中遮蔽了我们客观判断的视野。若患者及家属内心深处的症结未得到开解，那他们对医护人员的信任之门也难以敞开。倾听，是心灵间细腻对话的桥梁。我们应及时放下偏见，主动走进他们的世界。

（三）倾听他人的故事，汲取自我成长的养分

在叙事实践中，我发现每个人都在用自己的方式诠释着生活的意义与价值。只要我们愿意倾听、愿意理解、愿意给予关爱与支持，那么再深的误解也能被化解，再艰难的日子也能迎来转机与希望。这也促使我在后来的工作中遇到诸如此类案例时，能够及时重新审视并调整自己的视角与态度。

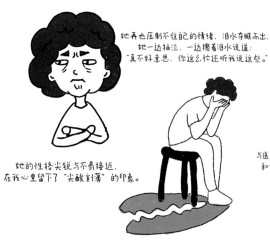

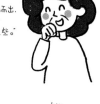

（郇燕伟）

▶倾听捕捉情绪变化——我是你暗夜中的一盏灯◀

背景资料▶

　　小芳,女,37岁,上海本地人,因系统性红斑狼疮而入院治疗。患者的面颊有明显红斑,最近一次实验室检查显示白细胞减少。患者住院后,其孩子由家中老人照顾,丈夫每日奔波于医院、家和公司。

患者故事

　　新的一天又开启了,病房里像往常一样忙碌。在我巡视病房时,一个熟悉的面庞映入眼帘,唤起了我的回忆。

(一)初见:一朵蔫巴的玫瑰花

　　那是去年的这个时候,她第一次住进了病房。当时的她面容憔悴,身形瘦削,眼神中透露出无尽的疲惫与哀伤。尽管有家属时刻陪伴着她,但我从她身上看不到一点精气神。好几次,我都瞧见她悄悄地用被角擦拭自己眼角的泪水。我觉得她就像一朵蔫巴的玫瑰花,虽身着简单、干净的衣物,却难以掩盖那从骨子里散发出来的忧郁气质。这独特的气质深深吸引着我,让我对她所遭遇的经历充满了好奇。在随后漫长的治疗日子里,我逐渐成了她眼中熟悉的面孔。最终,她主动与我展开了交流。

(二)倾听:暗夜中的挣扎与希望

在那次深入的交谈中,我得知她竟是一位才华出众的高才生。然而,命运却在她最美好的年华里,给了她一记沉重的打击——她被查出患有系统性红斑狼疮。

她的情绪愈发激动起来,声音颤抖地说道:"我以前一直在中医院看病,那里对我的病情毫无办法,我感觉自己的人生瞬间坠入了黑暗的深渊。就在我几乎绝望、认为再也没有希望的时候,我来到了这个医院,这里重新为我点燃了希望的火种。在家人的鼓励和支持下,我的状况渐渐有了好转。但没想到,就在去年年底,我的病情急剧恶化,我昏迷了过去,然后就直接被送进 ICU 进行抢救……"

讲到这里,她的声音微微颤抖,眼眶中泪光闪烁。

我轻轻地递上一张纸巾,温柔地拍拍她的肩膀,轻声安慰道:"你慢慢讲,不要激动,一切都已经好起来了,在那段日子里,你一定承受了太多的煎熬。"

她缓缓抬起头,与我的目光交汇。那一刻,她再也无法抑制自己的情绪,泪水顺着她的脸颊肆意流淌。她说道:"是的,那种煎熬和无助,至今回想起来我仍心有余悸。当我从昏迷中醒来,看到周围陌生的环境和面孔,我甚至分不清自己是活着还是已经死去。直到护士告诉我,我正在 ICU 接受治疗,等病情稳定就能转回普通病房。"

如她所说,大多患者进入 ICU 时是病情最危重的时候,没有机会也没有能力熟悉、适应环境。

她接着说道:"当时我的脑子还是嗡嗡作响,等我回过神时,护士的话语如潮水般涌来,但我唯一听进去的就是我还活着,那一刻,我的内心五味杂陈。在接下来的日子里,医生和护士们成了我最坚强的后盾,他们每天都鼓励我要勇敢地活下去。而我的丈夫,虽然不能时刻陪在我身边,却通过视频通话给我带来了无尽的温暖与力量。每当这时,护士们总是耐心地帮我举手机,让我能清晰地看到他的脸庞、听到他的声音。这份恩情,我永远铭记在心、感激不尽。后来,我积极配合治疗,在 ICU 待了 7 天才终于出来了。"我想,对于患者来说,ICU 的医生和护士,不仅在治疗着他们躯体的疾患,还支撑着他们脆弱的心灵。

(三)共鸣:共赴生命的约定

不知何时,我的大拇指已经不自觉地为她竖了起来。我真挚地对她说道:"谢谢你信任我,愿意和我分享你的故事。听了你的经历,我真的很能理解你的处境,当时的你很坚强。"

她欲言又止,沉默了许久,才缓缓说道:"其实这次住院,我心里很清楚,以后我可能会因为这个病反反复复地来医院,我觉得自己已经成了家里的负担。这种预感让我很焦虑,我深知家人为了我的健康付出了太多，我真的不想成为他们的包袱。"

我紧紧握着她的手，目光坚定地说："疾病只是生活的一部分，我们无法选择逃避。经历过生死的考验，你应该更加明白生命的可贵，更加珍惜接下来的每一天。你的背后不仅有家人的支持与关爱，还有我们，我们也是你的家人，你的坚强和信心是对我们最大的鼓励。"

我用坚定的眼神鼓励着她，或许是太过炙热，她微微点了点头。

无意间，我瞥见她手机屏保上的照片，那是年轻时的她，美丽动人、阳光自信。

我赞美道："手机壁纸上的人是你吧？妥妥一个充满自信的气质女神啊！"我试图帮助她重拾生命的美好。

她微笑着点了点头，嘴角泛起淡淡的笑意。

（四）再见·美丽如初

时光匆匆，一晃一年过去了。如今，她再次住进了病房。当我走近她时，关切地问道："这次是因为什么住院呢？"

她回头的瞬间，我仿佛又看到了那个手机壁纸上容光焕发、美丽动人的倩影。她笑盈盈地回答道："药吃完了，我来复查，顺带配点药。"

我忍不住打趣道："看来您回去后恢复得相当不错。"病房里顿时传出一阵爽朗的笑声……

在这小小的病房里,我见证了她从绝望的深渊一步步走向希望的彼岸,从一朵蔫巴的玫瑰重新绽放为娇艳的花朵。而她的故事,也将永远铭刻在我的心中,成为我护理生涯中一段珍贵的回忆。

 反思与成长

(一)心灵的触动与自我觉醒

患者的低落情绪与坚韧意志并存,如同一面镜子,让我们看到了疾病对人性的考验与磨砺。这不仅是对患者身心的双重折磨,也是对我们同理心与专业素养的一次考验。作为护士,我们不仅仅是治疗者,更是倾听者与陪伴者。

(二)专业素养与人文关怀并重

在护理的过程中,我们深刻体会到专业与人文并行的重要性,专业护航生命,人文护佑心灵。我们需要通过有效的交流和非语言沟通,来捕捉患者的情绪变化,了解他们的内心需求。同时,我们也需要保持客观理性,避免出现过度同情或误解患者的情况。

(三)护患关系的重塑与改善

这位患者的生命故事,经历了绝望、煎熬、勇敢、重获新生,她学会了坚强,懂得了珍惜。人文护理的实践,超越了疾病的表象,深入探究患者所处的环境及其心理状态,这一过程充分展现了护患之间深厚的信任与情感纽带。你走进病房,我走进你心里。护士在繁忙的工作之余给予患者一缕温情,让患者被重视、心灵得到慰藉,最终实现护患关系的重塑与改善。

她回头的瞬间,
我仿佛又看到了那个手机壁纸上容光焕发、美丽动人的倩影。

在这小小的病房里,
我见证了她从绝望的深渊一步步走向希望的彼岸,
从一朵蔫巴的玫瑰重新绽放为娇艳的花朵。

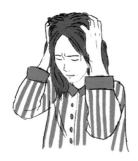

她就像是一朵蔫巴的玫瑰花,散发出忧郁的气质。

"那种煎熬和无助,至今回想起来都让我心有余悸。"
"当我从昏迷中醒来,我甚至分不清楚自己是活着还是已经死去。"

（王清、秦一楠、乐叶）

倾听解锁心灵密码——找寻想看樱花的她

◢ 背景资料

　　星星(化名),女,30 岁,湖南人,现居武汉,博士在读。因疫情期间去过超市后出现发热、咳嗽,为隔离治疗,被收至武汉雷神山医院。患者入院前与姐姐同住,出现症状后立即自我隔离,姐姐目前居家隔离中。

　　我是上海援鄂医疗队的队员,被分配在武汉雷神山医院进行支援工作,工作期间设立了叙事护理小组,并成立了"叙事坊"微信公众号,患者可自愿扫码进入该公众号并吐露心声。

患者故事

(一)找寻想看樱花的她

　　"叙事坊"平台开通后,收到了多位患者的留言。其中一条匿名留言引起了我们的关注:"我会好吗?我还能看到武大的樱花吗?"我们马上在平台上进行回应:"武大的樱花还未盛开,我们还有时间……"对方似乎有故事,因此我们想要找到这个人。通过观察,我们最终将目标锁定在一位年轻的女患者身上。

我来到病房后,她默默往后躲了躲,有些拘谨。我见状停下脚步,温柔地说道:"你好,今天感觉还好吗?"

"还行。"她语气平淡,眼神黯淡。

我问道:"你还记得那天我介绍的'叙事坊'吗? 我们在寻找一位想看武大樱花的患者,请问是你吗?"

她显得有些惊讶,微微点头。

我笑着说:"别担心,没什么特别的事情,就想和你聊聊天,你有时间吗?"

她迟疑了一会,回答道:"有时间。"我侧身坐下,与她保持一段距离。

"你怎么知道是我?"她很疑惑地问我。

我回答:"想看武大的樱花,应该会是个年纪轻的小姐姐,我观察到你一直很沉默,开放时间也不愿走出来,所以猜到是你。你有什么烦心事或者担心的事吗? 能跟我说说吗?"

她轻声回答:"我就是想家了,想从这里出去。"我鼻子一酸,想到自己也是远离家乡归期不定的人。

她接着说:"父母不知道我阳了,他们都在湖南老家。"原来她正独自面对疾病,我上前拉住了她的手,隔着手套感受到她的手是冰凉的。

她有些惊讶,随即淡淡一笑,说道:"没事,我能承受住。"

我认真地看着她的眼睛,鼓励她:"我能懂你现在的心情,你这么做是不想让家人担心,你很坚强。但是现在的你不是一个人,我们都在陪着你。"

她眼睛一亮,点了点头。

(二)解开她的牵挂

了解她的基本情况后,我们继续关注着她的表现及"叙事坊"的留言。她的留言又出现了:"即使病房又黑又冷,隔壁床的姐姐总能带给我温暖,帮我打水、拿饭。我想我的姐姐了。"她发现了身边的陪伴者,也发现了住院生活中的温暖,但她似乎还是有心事。她与姐姐有着怎样的故事呢? 带着好奇与疑问,我再次来到她的床旁。

打过招呼后,她从床上坐了起来,等着我开口。

我试探性地问道:"我了解到你和旁边的 9 床是从同一家医院转来的,你们之前认识吗?"

她温柔地望向旁边的姐姐,说道:"对呀,我们之前就是病友,这次变成了室友,她很照顾我。"

我点了点头,说道:"你们的关系看起来很好,能一路相伴也算是种缘分。"她听完后眯着眼睛笑了。

我再次提问:"可以跟我说一说你的姐姐吗?"

她回答道:"她也在武汉,和我在同一个学校。"她瞟向远处的眼神中流露出担忧。

我问道:"你好像很担心她,她还好吗?"

她望向我,说道:"我很担心姐姐会被我传染。我们在武汉相依为命,我不希望她因为我生病。"她深吸了一口气,继续说道："我去过超市后不久就开始发烧、咳嗽，但当时去医院很危险，就想在家吃药。我知道这个病很容易传染，就特意避免和姐姐接触。我吃了几天退烧药还是没有效果，这才去了医院，我知道自己肯定阳了，但我害怕姐姐也会确诊，万一在没有症状的潜伏期，我就传染给她了怎么办？"我默默倾听着，逐渐明白了她的顾虑。她在承受着疾病带来的痛苦与不适的同时，还处在自责之中。

我安慰她："不用太担心，距离你确诊已经快 1 个月了，姐姐如果到现在还没有出现症状，极大可能是没被传染呀。"

"可我还是提心吊胆的，我觉得自己就是一个移动的病毒，接触我的人都可能被传染，在你们进病房时我都不敢大口呼吸。我睡觉时也做噩梦，梦到我把病毒传染给别人了。"她将内心的不安都倾诉出来，低下了头。原来她承受着这么多的痛苦和压力，同时她对自己也有偏见的认知。

我扶起她的肩膀，纠正她："你不是移动的病毒！谁都不想被传染，没人会怪你，我们共同的敌人是病毒。而且，你很聪明，也很勇敢，出现症状后及时自我隔离了，这样避免了病毒传播。"她抬眼望向我，有所动容。

我接着解释："你一直戴着口罩，并且待在负压病房里，这是非常有效的隔离方式。我们也有严格的防护方法和消毒流程，一定会在保证安全的情况下再给你做治疗。同时，我们一定会确保治愈后再让你出院。你不用担心自己会把病毒传染给别人，大家都很安全。"她微微一怔，认真地点了点头，豁然开朗。

（三）重拾信心与希望

通过几次的面对面交流，她与我亲近了许多。她在"叙事坊"中也留下了许多正能量的内容，让我们见证了她的改变和成长。"9床姐姐明天就出院了，真为她感到开心。我什么时候可以见到我的姐姐呢？"她依旧挂念着姐姐。我希望能帮助她找到一些积极事件，以增加她的信心，帮助她度过难熬的住院时间。第二天，送9床的患者出院后，我又来到了她的病房。

我问道："最近还好吗？"

她站起来，热情地回应着："最近挺好的，只是9床姐姐走了，心里有点空落落的。"

我又问道："医生和护士都在，有什么事可以随时找我们呀，你的姐姐怎么样？"

她欢快地回答道："她很好，没确诊！一直在给我加油打气。她告诉我已经有很多人治愈后出院了，让我一定要坚持。"

我说道："你姐姐说得对，我们病房有很多患者陆续出院了，你也很快就能回家了。"

她点点头，眼中有着笑意，开心地说道："是呀，医生说我的情况越来越好。"

我好奇地问她："那出院之后，有什么想做的吗？"

她想了一下，回答道："我要好好准备博士毕业论文，因为住院时没带电脑，所以只好等出院后再写了。我还发现自己的身体素质太差，以后要多锻炼，准备出院后就去办健身卡。"

我点头表示认可,说道:"我赞同你的计划,身体是革命的本钱,健康最重要。不过不必等到出院,每天的开放时间就能做运动。隔壁房间的阿姨,会在每天的开放时间跳广场舞。明天我让她教你,怎么样?"

她两眼放光,欢快地回答道:"好呀,我没跳过广场舞,刚好学会了可以回去教姐姐跳!"我笑了笑,现在的她比最初时更开朗、自信。

反思与成长

(一)倾听,走近患者

患者星星在武汉疫情住院期间远离医护人员、沉默寡言引起了我的注意,"叙事坊"的及时出现让她有了情绪宣泄的场所,同时也使护患双方有了联结。通过第一次面对面的叙事护理,护士感知到患者有更多的情感需求,因而陪伴患者并提供情绪价值,为后续建立良好的护患关系打下基础。

(二)倾听,开解患者

护士在患者星星的留言中发现了最重要的"线索"——姐姐,遂在第二次面对面叙事护理中让患者主动说出自己和姐姐的故事。护士倾听患者的故事,对患者及时的自我隔离予以肯定,对患者自认为是"移动的病毒"的说法予以更正。在理解患者后发现她最担心和害怕的是:将病毒传染给别人。护士用专业的知识向患者进行解释,及时拨开患者内心的阴霾。

(三)倾听,鼓励患者

通过两次面对面的叙事护理及"叙事坊"平台的互动,护士与患者星星建立了和谐的护患关系,患者不再畏惧与医护人员的接触,情绪不再低沉。在第三次的面对面叙事护理中,护士协助患者找到了生活中的积极事件,并鼓励患者做出改变,增强了患者的治疗信心。

(该文源于《叙事医学》杂志 2020 年第 6 期《你的心结,我来解开》)

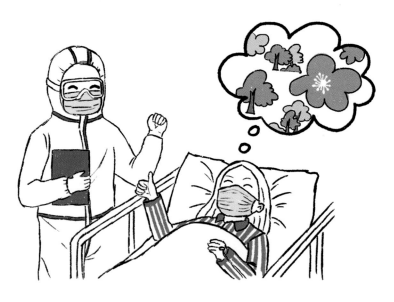

(马良玉、乐叶)

第三章　陪伴生命的旅程

- 我抱一颗陪伴的心,以人文的精神去提供护理服务,让患者都能感受到关怀。

- 在人文护理的过程中,强调的是对患者生命故事的了解,而不是试图改变他们。

- 我们应该做的是,在患者处境艰难时,为其提供庇护和照护,以及陪伴他们重新站起来,勇于面对挑战,想清楚今后何去何从。

陪伴赋予力量——爱是挑战命运的勇气

▶背景资料◀

平安(化名),女,"80 后",彝族人,因祖辈为近亲结婚,作为后代,因为基因问题而从小患有肾炎,病情最终发展成肾衰竭,遂选择来仁济医院进行肾脏移植手术。

患者故事

(一)枷锁

在云南,老一辈人很多选择近亲结婚,虽然现在是不允许这样的,但过去发生的事,谁都没有办法改变。当平安意识到妈妈为什么喊奶奶为大姑妈的时候,她便知道自己是近亲结婚的后代。

近亲结婚给平安和她的家族带来了很多的麻烦。平安在家排行老四,大哥和大姐都过世了;二姐一共生育过四次,其中有两个孩子没能存活下来。而平安从小就患有肾炎,也没能摆脱命运的枷锁。

（二）求医

就这样,时间推着命运的齿轮慢慢转动,由于肾炎逐渐加重,最后发展成了肾衰竭,平安不得不通过血液透析来维持生命。血液透析带来的不良反应非常大,如恶心、腹痛、腹胀、出血,原本需要 4 小时才能完成的血液透析,平安只能坚持 2 小时。

为了让自己能够更好地生活下去,平安选择来仁济医院进行肾脏移植手术。

（三）曲折

平安做手术前需要做一系列的检测项目,结果发现她有易栓症,这是一种遗传性、非常少见的疾病,患该病的人比常人更容易发生血栓。这对手术的影响非常大!

当时,平安这样说道:"我的脑袋一片空白,以前没有因为易栓症引起过身体上的任何不适,我在想,是什么让我得了易栓症?突然!我想到,我没有把自己是近亲结婚后代的事情告诉医生!我本习以为常的事情会不会就是这个易栓症的来源?我查了很多资料,做了检查,结果还真是……"

看着平安一脸的无奈和紧皱的眉头,我说道:"我由衷地佩服你的勇气,这么难,我都没见你想要放弃,你家人的意见是什么?"

（四）抉择

"我还是想试一次！"平安看着我，闪烁着坚定的目光，"虽然我的家人并不赞成，但是我自己很想做这个手术！我知道，他们担心如果手术失败了，对我来说是一种打击，更害怕会因此而失去我。"平安的眼中充满了对生命的渴望和对未来的期待，我目不转睛地看着她，感受此刻她带给我的巨大能量。虽然可能会面临手术失败，但是平安毅然决然地选择了手术。平安的家人虽然很担心她，但最终还是尊重了她的抉择。他们知道，平安一直以来都是一个坚强的女孩，她从未放弃过与病魔的抗争。

当时，在我听她叙事的时候，她是这样说的："我很爱我的家人，我生活在一个充满爱的大家庭里。如果我一直是一个人面对这样的苦痛，那我早就坚持不住了。正因为有我的父母、姐妹、老公和孩子，他们给了我一定要好好活下去的勇气。我选择做这个手术，也是因为能有机会更好地和他们生活在一起。如果我离开了这个人世间，我都不敢想象他们会有多难过。我希望我可以好好陪他们，我们这个家可以一直爱下去。"

平安几度哽咽，这样的话语虽朴实，但充满了力量。我轻拍她的肩膀，对她说："你真的很勇敢！不是每个人都有勇气选择迎难而上的。家人是你的精神支柱，也是你选择冒险的底气。好在生活不全是苦难，爱是支撑我们坚持下去的能量源泉!"我理解她患病的感受,有绝望,有期望,有求助,有泪要流。这时需要我们护患间的沟通给予她温暖、支持、力量。

(五) 重生

幸运的是,手术成功了。

当平安在监护室醒来,第一眼看见她的爱人时,她对我说:"原来人真的会一夜白头。"

她丈夫那满眼通红的双眸里,不仅映着劫后余生的庆幸,更饱含着无尽的爱意。平安在手术室待了多久,他就在门外守了多久。

平安的家人都在祈祷平安一定要顺顺利利、平平安安。即便平安躺在手术室里,我想她也一定能感受到,这就是家的力量,它让平安有了面对一切困难的勇气,有了和病魔博弈的力量。

接下来的日子里,平安在病房里逐渐康复,每一天护士都会到她床边鼓励和指导她,帮助她接受挑战。她开始学习如何与这个新"朋友"——移植的肾脏和谐共处,调整饮食习惯,按时服药,定期进行复查。当然,还要攻克易栓症带来的难题。尽管治疗过程并不轻松,但每当想到家人的笑容,她就觉得一切努力都是值得的。

当我再次和她交流时,平安的语气也变得轻快起来:"我现在规律吃药,定期复查,只要指标稳定了,很快就能出院!"可我知道,这看似语气轻松的背后,是经历了多少常人不能忍受的煎熬与崩溃。

我紧紧握住她的手,柔声说道:"慢慢调理身体,逐渐恢复健康,失去的,我们还会把它找回来,不是吗?虽然现在你还在住院,但是回家后,你就不再是患者的角色啦!你是平安!如果把人生比作一场马拉松,有的人在跑,有的人在走,有的人需要停下来休息,但无论怎样,我们都在努力向前。"

平安瘦小的身体,蕴含着巨大的能量。她的脊背不曾被生活的磨难压弯,她的笑容就像一块柔软的毛毯,轻轻地包裹了我的心。

(六)未来

平安一路曲折,也让她对人生有了新的定义。

她说:"以前我总是很要强,对家人要求很高。希望他们可以更加优秀,更加努力上进。我想要事业有成,想要财富自由,想要去更广阔的天地走一走、看一看。而现在,我只希望我和我的家人健健康康。原来健康是如此的重要,它就像一双跑鞋,穿上它才能奔向更远的地方。"

"也许,无论是哪一种生活方式,无论对生活抱有怎样的期待,我们的目标都是一样的,那就是追求幸福。平安,祝福你。"我走出平安的房间,擦了擦眼角的泪水。我会为她祈祷,平安,一定会平平安安。

平安的故事就讲到这里,但她的人生旅途还在更远的未来……

反思与成长

（一）在陪伴中倾听独特的旅程

器官移植对于患者来说是重大的治疗事件,当人们面临生死抉择时,内心的恐惧、无助和焦虑往往难以言表。护理人员的陪伴、倾听和理解,是缓解患者压力的良药。通过叙事的方式为患者提供人文护理,更强调患者的心理需求、尊严和个人价值,这样有温度的护理服务,也使护士学会了用更加真诚的态度去尊重、理解、接纳不同的人和事。每个患者都有其独特的生活背景和经历,在人文实践的过程中,护士站在患者的角度考虑问题,体会患者的感受,更能历练护士的共情能力。

（二）在陪伴中找到坚守的力量

平安的故事告诉我们,生命虽然脆弱,但爱和勇气可以让我们变得更加坚强。令人感动的不仅仅是她顽强的生命力,更是她对生命的敬畏之心。生命的可贵在平安的人生经历中具象化了,生活的苦难没有击垮她,反而使她领悟到了人生的意义。平安用爱和勇气解开了命运给她出的难题,而我们护理人员也有幸通过叙事这样的方式见证了平安谱写生命的延续。在这个过程中,我们不仅治愈了患者的身体疾病,还使其心灵得到慰藉。

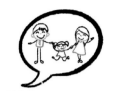

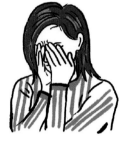

如果我一直是一个人，这样的苦痛，我早就坚持不住了。
正因为有我的父母、姐妹、老公和孩子，
他们给了我一定要好好活下去的勇气。

也许，无论是哪一种生活方式，
对生活有怎样的期待，
我们的目标都是一样的，那就是追求幸福。
平安，祝福你。

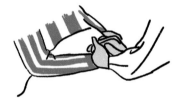

（李莉）

陪伴给予希冀——融化"零度"的心

背景资料

老岳,男,57 岁,退伍老兵,多发性骨髓瘤患者。本次入院进入造血干细胞治疗中心(移植仓)行自体造血干细胞移植术。

患者故事

(一)"零度"的心

老岳,是新入移植仓行造血干细胞移植的患者。入移植仓仅 2 小时,当班护士就打电话汇报说这位患者特别"挑剔",对移植仓有诸多不满。

次日一早,刚交完班,我便去和老岳打招呼,想了解他的情况。进入病室后,我看到了皮肤黝黑的老岳,他饱经风霜的脸上布满了深刻的皱纹。他仿佛是一座冰雕,呆坐在床,眼神空洞地望着窗外,一言不发。整个病室充斥着浓浓的寒意,仿佛临近他的一切都将被他"零度"的心所冻结。他的心门紧紧封闭着。

（二）焦躁的心

我径直走向老岳床前，热情地向他做自我介绍："您好！我是您的责任护士，您可以叫我小徐。这里是造血干细胞治疗中心（移植仓）……"

没等我说完，老岳立即打断，语气很凶且不耐烦地说道："还中心呢？就这么个吵得人心烦的小破地方！"

他的语气如此激烈，仿佛"零度的病室"瞬间变成"炙热的火场"，焦躁的气氛充斥着整个病室。

我平心静气，面带笑容，淡定地说道："您来到这里，我们从心底是很为您庆幸的！这里做的是造血干细胞移植，说简单一点儿，就是把好的细胞移回身体里，把坏的细胞彻底消灭，这是件好事情。它可以使您恢复健康，我们真心诚意地为您祝福，您说这是不是件好事呀？但您说这里吵，确实是这样。移植仓的空气需要 24 小时不间断循环净化，产生的噪声及密闭的无菌环境会让独自入仓的患者感到很不舒服。但没关系，我们会一直陪伴着您，同时您看，我们为您准备了耳塞，我帮您戴上试试看好吗？"

听我这么一说，老岳似乎缓和了些许，眼睛不看窗外了，回到了我身上。我从容的微笑和适时提供的耳塞作为一个"小型灭火器"，缓和了他焦躁的内心。此刻的他，更多是寻求护士的关注与包容，得到及时的陪伴后，他焦躁的内心便自然降温了。

（三）期望的心

"哦，那你说说，为什么家人不能来陪我？天天闷在这个封闭的小房间里，就像是在蹲监狱！"老岳的语气，执拗又强硬，方才缓和的心又再次紧闭。

我搬了张椅子，陪坐到床前，双眼与他对视，微笑着说道："是的，这移植仓确实是全封闭，不允许家属入仓探视。因为我们要确保您在'绝对安全'的环境中接受治疗。移植仓又叫作无菌仓，我来为您做治疗时，也需要全副武装，戴口罩、穿隔离衣，这样做是为了避免交叉感染的发生。不过您别担心，我们有探视摄像头，您可以对着摄像头和家属见面。看得可清楚了，我陪您试试好吗？"

听完我的解释，老岳似乎对通过摄像头探视家属有点兴趣，我陪着他和女儿进行了一次连线。在这个过程中，老岳红了双眼，泪水在眼眶中打转。我递了张纸巾给他，便借机出去做事了，给老岳一些私人空间与家人聊天，以宣泄情绪。毕竟他是位老军人，在外人面前总是要强的。适时地陪伴与回避，是我们包容他情绪的一部分。

（四）宽慰的心

十分钟后，老岳的病床打了铃。我走过去时，看到老岳的眼睛依旧湿润。

老岳主动开启了对话："小徐，谢谢你！我这心里啊，真的是堵得慌！"

　　我向他投去坚定的眼神，宽慰地说道："其实我很能理解您的心情，面对这个封闭又陌生的环境，以及对治疗一切未知的状态，您不仅会烦闷、焦虑，内心还可能有太多的不安和无助。可是，来到这里，就是为了今后每一天都能与家人健康相伴。在这场移植之旅中，您不是一个人在战斗，虽然您的女儿不能陪伴在您身边，但我们护士就是您在移植仓里的女儿，我们将24小时陪伴、守护您。这场战役您并不孤独！"

　　说到这，老岳望着我，看了良久。一阵沉默后，他点了点头，深沉地会心一笑。他拍着我的肩膀，说道："妮子，谢谢，谢谢你！"他封闭的心，在言语之间，慢慢舒缓。护患的情感因沟通而流动。

（五）融化的心

　　在老岳的造血干细胞移植过程中，虽然他经历了呕吐、发烧、腹泻等难关，但他再也不像刚入仓时那样百般挑剔、焦躁不安。他的眼神变得柔和而坚定，内心也更坚毅了。

　　每每见到我，他都会主动聊起年轻时候的军旅生涯。恍惚间我觉得他就是一个老父亲，在和"女儿"说着过去的英勇往事。呕吐时，"父亲"舍不得"女儿"弄脏手，严厉地制止我的帮助，一定要自己擦嘴、漱口，作为"女儿"的我，轻轻拍抚着他的背，为他缓解不适。发烧时，"父亲"怕"女儿"担心，每次测体温他都积极告诉我感觉还不错。我为他更换出汗潮湿的衣物时，他总是反复说着："妮子,谢谢,谢谢。"

每个深夜的巡视,每次太阳初升时的问候,每次交接班的仔细叮嘱,都汇聚成了陪伴老岳移植之旅的点点滴滴。老岳虽身处于封闭的移植仓,却因护士的陪伴融化了他"零度"的心。对护士的信任,对并发症的不惧,对未来美好生活的希冀,这一切的力量之源都是爱的陪伴。

反思与成长

(一)主动融入

故事中的"老岳"在治疗初期对移植仓有着诸多不满,愤怒、焦虑的情绪只是为了掩饰他内心的紧张与孤独。我们给予患者足够的关注,通过观察患者的面部表情、肢体动作、语音语调、沟通态度的变化,感受患者表相情绪之下隐藏的真实情感意图,从而满足其真实所需,消除患者的不良情绪,避免可能发生的情绪冲突。

(二)适时陪伴

患者难免会因为治疗过程的起伏而产生不同的情绪波动,此时此刻给予陪伴是最适宜的选择,但是如何把控好这个度,是值得我们去思考的。作为一名护士,陪伴患者固然重要,但并非需要时时刻刻陪伴在其左右,因为患者也需要属于自己的私人时间和空间去释放压力。我们同理也要给予患者包容,满足他们的合理需求,以此达到与患者情感上的联结,走进患者的内心,让患者更好地信任我们,共克时艰。

(三)彼此爱护

在这个故事中,随着老岳与我的深入交流,老岳对于我的信任度逐渐提高。作为一名护士,我对老岳的感受也更加理解,能体会老岳在移植之旅中的各种情绪变化。他将自己的故事交托于我,让我有机会展示这个故事,这也是一份沉甸甸的礼物。希望我们每一位护士都可以在日常工作中,与患者建立深厚的信任关系,缔结一份属于您和患者的故事,传递更多战胜疾病的正能量。

在这场移植之旅中,您不是一个人在战斗。
虽然您的女儿不能陪伴在您身边,
但我们护士就是您在移植仓里的女儿,将24小时陪伴您,守护您。
这场战役,您并不孤独!

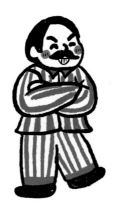
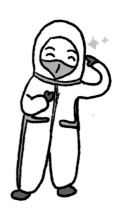

（徐如慧）

陪伴予以支撑——小"作"家的变身

背景资料

艾美丽,女,42岁,乳腺癌患者,保乳加前哨淋巴结活检术后,已完成化疗、放疗,目前处于内分泌治疗中。她出身于高知家庭,独生女,育有　女(7岁),与父母、丈夫、女儿同住,家庭氛围好。

患者故事

(一)焦虑与恐惧,成为忧思的"作女"

认识小丽是在她入院前,因为她是我一个朋友的合作伙伴。她胆子小又很"作",大家都称她为小"作"家。

初见小丽,精致的妆容,得体的服饰,一头长长的卷发,说话轻声细语,笑起来眼睛弯弯的,是那种连女人都会为其着迷的大美女。

我陪她一起去诊室找了乳腺专科医生,医生看过体检报告、做完触诊后,就立刻为她预约了床位,说需要手术,并会尽快安排她入院。

小丽愣了一下,接连问道:"一定要手术吗? 能通过吃药把它消除吗？我这个是治不好的病吗？需要全部都切除吗？刀口得多长？"

她一口气问了好几个问题，还没等医生回答，眼圈已泛红，她又对医生说："不好意思哦，我再和家里商量一下住院的事。"

随后，她拉着我匆匆地退出了诊室。她看了看我和朋友，低下了头，声音轻得不能再轻："如果我这个病是治不好的，那我就不治了……要是切除乳房，我宁可不活了。"

（二）泪水与笑容，道来温暖的故事

几天后，小丽被安排住院了，她妈妈陪着她一起来的。办完住院手续后，床位医生找她谈做肿块穿刺活检的诊疗方案，她支开妈妈又来找我了。她说自己是被妈妈硬逼着来的，还是决定出院，不想治了，接着便忍不住放声痛哭。我轻轻地拍她的背，默默地站在她旁边，让她尽情宣泄情绪。

这时，小丽的手机突然响起，她拿起一看，是老公打来的微信视频通话。她没立刻接视频，而是急忙用我递给她的纸巾轻轻拭去眼角的泪水，用手扇了扇眼睛，从包里掏出一面小镜子照了照，又问我："我眼睛不红吧？看不出来哭过吧？"见我摇头，她马上接通了视频。"妈妈，爸爸说你住院了，你乖不乖？有没有听医生的话？打针哭鼻子了吗？"电话那头传来一个稚嫩的声音。只见她对着手机屏幕挤出笑容回答道："宝贝，妈妈很快就会回来了，妈妈给你买了好大一盒油画棒哦……"我悄悄地退到一边等她打完电话。

小丽告诉我,她三十五岁才生下这个珍贵女儿,从女儿出生的第一天起,她就从未离开过女儿身边,女儿的生活和学习都是由她亲自照料。她说女儿画画特别好,唱歌也很好听。她打开手机,给我看她女儿的照片、画及获得的奖项。

说起女儿,她满脸自豪,仿佛忘记了刚才的哭泣。

我问道:"你女儿的艺术天分是遗传谁的呢?"

小丽自豪地说:"当然是我呀!我从小也爱画画,也爱唱歌。但是我爸爸太固执,说学画画和唱歌以后没出息,所以让我学了经济。现在的工作其实我不喜欢的。"

我连忙说:"原来是有你这位高师呀!都说父母是孩子最好的启蒙老师,所以你女儿这么小的年纪就可以拿那么多画画的奖。你一定很希望宝贝女儿画自己喜欢的东西,让她唱自己喜欢的歌,让她做自己喜欢做的事吧。"她用力点点头。

我又接着说:"宝贝女儿画完画后一定是首先拿给你看吧?一定最希望得到妈妈的指导与肯定吧?"她又用力点点头。

"小丽,小丽。"小丽妈妈找来,打断了我们的谈话。我下班后又去病房找小丽,想再和她聊聊。走到病房门口时,我隔着玻璃窗看到她的家人们已经来到病房,一家人其乐融融地在聊天。小丽在爸爸、妈妈、女儿和爱人面前没有表现出沮丧,她的笑容依旧灿烂迷人。

我觉得小丽并不是一个"作人",相反,她独自承受着压力,不想让家人担心。我决定第二天再去找她。

(三)沟通与期待,撑起闯关的后盾

没想到第二天我上班时,她先来找我了。问我手术的话要切掉她多少乳房? 手术后还能穿好看的衣服吗? 要是化疗的话,会脱头发吗? 要是放疗的话,皮肤会发黑吗? 治疗的时候能和小孩住在一起吗? 会对孩子有不好的影响吗? 她把排山倒海的问题抛给了我……我连忙牵着她的手,让她到一旁坐下,详尽地解答了她的问题,我告诉她现在手术方式有很多,有外形要求的可以保乳、可以重建,治疗只是短暂的,可能就一年的时间比较难熬,但这可以为她争取更长的时间来做自己喜欢的事,陪伴家人。

她说:"是的,昨天我的家人都来看我了,固执的老爸说治疗方面的事都由我自己做主,柔弱的妈妈说她会一直陪着我,帅气的老公说帮我买了整套的潜水装备等我好了以后去考潜水证呢,女儿说又有两幅画被老师选中去参加画展,我一定要去的。"

我轻抚着她的背,告诉她:"我们一起来闯关,一关一关地闯,你的后援团那么强大,一定会所向披靡。"她点点头,说要回去给自己画张自画像,等以后病好了再画一张。

(四)勇气与陪伴,画上黑夜的亮色

接下来,小丽顺利地进行了手术,术后恢复得很好。在换

药的时候,她兴奋地把我拉到换药室里,解开内衣,让我看她手术后的乳房,她说:"你看,我现在这个乳房的形状比之前还要好呢,医生答应我,等我恢复好一点后,也帮我给对侧乳房做一个提拉,这样的话,我的胸型比之前更好看呢!"

之后的放疗、化疗,她每一次到医院来,都会到病房来找我,跟我分享她治疗的经过,从中我深切感受到了她的勇敢、她的努力和她的坚持。每一次来,她还是化着精致的妆容,穿着得体的衣裳,一头长长的卷发变成了干练的短发(她说试了好几款假发,才发现原来短发更适合自己呢),带着她迷人的笑容。

最近小丽发了一张自画像给我,我说大美女越来越漂亮了,她说大家都是这么说的。还说最近她在创作一幅画,准备和女儿一起投稿参加比赛呢,感觉特别棒!

护士是陪着患者在治疗之旅中走夜路的人,我们虽然不能改变夜的黑,但我们的陪伴可以增加患者走夜路的勇气!我们面对患者也许不用争做一盏灯塔,只需要真诚相伴、温柔以待。

反思与成长

(一)无言陪伴胜过千言万语

在护理过程中,我们经常会遇到处于情感脆弱状态下的患者。此时,我们不仅仅是治疗者,更是倾听者和支持者,察觉患者的情绪变化,并及时给予安慰和支持。有时候,不需要过多的言语,哪怕是一个简单的拥抱、一句温暖的话语,都能极大地缓解他们的焦虑。对抗癌症是需要长时间治疗和康复的,我们的陪伴能增强患者的信心和勇气,帮助他们更好地面对困难,让他们感受到自己并不孤单。

(二)构筑真诚、信任与理解的桥梁

沟通对于建立信任关系至关重要。有时患者可能因为文化或心理等方面的因素无法有效地与医生进行沟通,此时,我们护士可以成为医患之间沟通的桥梁,帮助患者更好地理解并接受医生的建议和治疗方案。同时,我们也要鼓励患者表达自己的想法,并及时做出反馈。在这个过程中,耐心和理解是关键,我们要确保每一次交流都是有意义、有温度的,让患者感受到我们真切的关心。

(三)尊重患者个性

每位患者都有其独特的经历、生活方式和价值观,这些都是我们在提供护理服务时需要考虑的因素,尊重患者的个性。我们应了解患者的社会背景、文化习惯,要根据他们的具体情况制订个体化的护理计划,让患者感受到被尊重,也增强他们对治疗的信心和配合度。

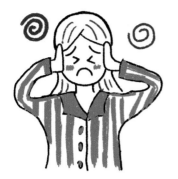

手术的话要切掉多少乳房？
手术后还能穿好看的衣服吗？
要是化疗的话，会脱头发吗？
要是放疗的话，皮肤会发黑吗？
治疗的时候能和小孩住在一起吗？

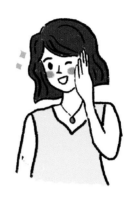

你看，我现在这个乳房的形状比之前还要好呢。
医生答应我，过段时间也帮我给对侧乳房做个提拉。
我试了好几款假发，才发现原来短发更适合自己呢。
我最近在创作一幅画，准备和女儿一起投稿参加比赛呢。

（方宇）

第四章　理解生命的意义

理解，我们还有很长的一段路要走

- 我们只是叙述者，而非实际的亲历者。尽管我们发现这当中也许有虚构的部分，但透过叙说的窗口，我们能够感受到那份真挚的情感共鸣，理解生命的复杂与美好。

- 每一位患者在每个阶段的故事都是不一样的，反映的是他们在不同阶段的疾病状况、生活方式、身心需求，而我们对他们的理解则是一个漫长的过程。

- 我们的脾气可能会好了一些，可能是因为拥有了机会去理解患者。

理解开启疗愈过程——帽子的缘分

背景资料

王玲(化名),女,28岁,未婚未育,公司职员,乳腺癌患者。目前完成16次新辅助化疗后,拟行左乳房改良根治术+背阔肌重建术+假体植入术而再次入院。母亲是她的主要照护者。

张福(化名),女,28岁,已婚,儿子2岁,家庭主妇,乳腺癌患者。与王玲同期进行治疗并成为其好友。丈夫是她的主要照护者。

患者故事

(一)第一印象

小玲在我第一次见到时就给我留下了很深刻的印象。

一是因为她那年轻靓丽的面庞上顶着一个光秃秃的脑袋——那是化疗的痕迹,这让我感叹于她的年轻与不幸。

二是因为她那光秃秃的脑袋上戴着一顶极其可爱的昆虫样式的帽子——之前我只见过两岁左右的宝宝戴这种帽子,未长全头发的圆滚滚的脑袋与这帽子相配极了,显得活泼、可爱。

我想,但凡头发长一点,戴这帽子必然戴不出这种效果!

(二) 不愿摘下的帽子

休息了两天再上班之后,我成了小玲的责任护士。

这时候的小玲已经是"左乳房改良根治术＋背阔肌重建术＋假体植入术"手术后第二天。坚强、瘦弱的她静静地躺在病床上,耳朵里塞着耳机听着音乐,头上依然戴着她那可爱的小帽子。她似乎有些惆怅,不愿与我们有过多的交流。

我根据医嘱给她进行雾化治疗时,雾化面罩要越过她高高的帽子戴在脸上,有些许的不方便,但我从未见过她摘下帽子。我想,这或许就是她内心的芥蒂与对美的追求吧!

就像病房里许多的患者,在手术后回到病房的第一刻,不是询问手术的结果,不是主诉身上的不适,而是急切地呼唤我们为其戴上心爱的帽子,此后再不愿摘下。而我们能做的,就是尊重患者!

(三) 神奇的缘分

第二天,我依然是小玲的责任护士。

我在为她进行治疗时却突然找不到她,一时间有些心急。还好小玲妈妈及时出现,说她在隔壁病房,并将她找了回来。

一同来的还有另一个女孩,是我们病房刚入院的患者——小福,一位跟小玲同岁且同样光秃秃的脑袋上戴着极可爱的帽子的女孩。

我当时惊讶极了!

虽然乳腺癌发病年轻化在我国已成趋势,但二十几岁的患者毕竟是少数。更何况是同一时间内有两个同岁的女孩在同一家医院经历了相似的治疗后再行同样的手术,这是何等的巧合!

就像是上天故意安排好让两个折翼的天使互相搀扶共渡难关!

之后,我明显感受到了小玲的不一样。她与小福每时每刻都有无数的话讲,常常一同在走廊上来来回回地散步,她脸上的笑意也更多了。

而她们年轻的身影加上脑袋上可爱的帽子也成为我们科一道靓丽的风景,常听到一些阿姨患者们在背后夸她们的帽子可爱,然后摸着自己的脑袋在考虑要不要来一顶同款帽子。

那一瞬间我感觉不只是疾病发病年轻化了,连生病的人也变年轻了!

(四)爱的传递

第三天是小福要手术的日子。

在小福去了手术室之后,小玲显得很紧张。我过去安慰她:"不要担心,小福一定会跟你一样手术顺顺利利的!"

这一刻的她仿佛卸下了防备,开始跟我交流:"我知道,但我还是有点担心,毕竟医生说这是一个大手术,风险也大。而且我知道术后两天不能下床确实很痛苦,我有点心疼她。"

我说:"你和小福的感情真好! 你很勇敢、很坚强,我相信你一定已经把你勇敢的信念传授给了小福,她也一定可以的!"

小玲有点动容,回答道:"谢谢你! 我相信她一定可以挺过去的! 小福比我幸运,她老公很爱她。在她化疗掉头发时怕她难过,想尽办法安慰她,还给她准备了这么可爱的帽子,小福果然很开心。之后,小福也送了一顶可爱的帽子安慰我,我也觉得没那么难过了。我真感激和羡慕他们!"

(五)我理解你的感受

小玲说:"其实,我也有一个喜欢的人,但我却不敢把我生病的事告诉他。我怕说了之后这段关系就会结束,又或者他同意跟我在一起,我却会耽误他。"

听到这,我轻轻地握住她的手,说道:"我理解你的感受! 有一段时间,我身体不好,一直怀疑自己的肠胃出了大毛病。我也怕耽误男朋友,就跟他说,如果自己确诊了,就跟他分手不拖累他。他听完后很生气,他问我为什么我只考虑自己是怎么想的,却没有问问他愿不愿意跟我一起面对?"

我继续说道:"所以你也一样,自己想太多可能会走入误区。不如敞开心扉去问问他,问他愿不愿意跟生病后的你一起走下去? 如果他愿意,那你就珍惜他。如果他不愿意,也不要气馁。毕竟你这么优秀、漂亮,一定会有一个真心诚意爱你的人陪你走下去。"

我又补充道:"另外,我看这些天你妈妈将你照顾得很好,证明她真的很爱你！人生之路还有很长,有真心爱你的人在你身边,我相信你一定会很幸福的!"

小玲沉默了一会,突然反握住我的手,说:"谢谢你,我好像想通了!过几天我就找机会告诉他。不管结果怎样,我总会往前走的。"

我鼓励她:"嗯,我相信你跟小福过了这一大关后,再也没有困难能打倒你们,未来的生活一定会像你们头上漂亮的帽子一样美好!"

(六)新生

后来,小玲和小福都顺利出院了。病房里少了两顶极可爱又引人注目的帽子,但另外一些患者的帽子却变得更时尚好看了。

我想,在病房之外,小玲和小福应该还戴着她们那象征新生的帽子,也会有很多人对她们进行夸赞和祝福。

而终有一天,她们会长出新头发,戴帽子的记忆也会成为过去。

反思与成长

(一)给予积极暗示

文中所提到的"极可爱的帽子"惹人注目,受人喜爱,引起了大家的关注与讨论,仿佛给病房里的患者都注入了活力。这是给患者创造了一个积极的暗示,以此增强患者面对疾病时的信心,给予患者足够的支持和鼓励,共同寻求最佳的解决方案。除此之外还能帮助患者培养乐观的心态,使其在面对困难时能够保持冷静和乐观,相信自己能够克服困难并取得成功。

(二)相信同伴力量

小福赠予小玲一顶可爱的帽子,小玲在小福手术前向她传授经验,互相打气,这让我们看到了同伴的力量。在治疗中相伴成为好朋友,彼此更能感同身受,互帮互助给予对方抵抗疾病的信心。这也提示我们医护人员在临床上要重视这种力量,善于利用这种力量来增强患者面对疾病的信心。

(三)把握恰当时机

小玲开始时不愿与医护人员过多交流,作为护士的我也无法跟她深入沟通。在她的好朋友小福做手术之际,我洞察到她的紧张与担忧。在此刻给予她安慰与鼓励,从而打开了小玲的心扉。由此可见,在恰当的时机与患者交流可以增加患者对医护人员的信任,达到事半功倍的效果,从而更容易聆听患者的故事,及时给予患者帮助。

(四)尊重对美的追求

文中许多患者对帽子有一种固执的追求,那是患者对美与尊严的需求。我们在日常护理活动中应该对这样的患者多一些理解与尊重,这种尊重不仅体现在言语上,还体现在行动上,如对患者的隐私保密、提供人性化的医疗服务等。

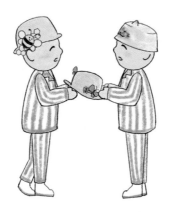

（卢鹃鹃）

理解联结情感纽带——急诊室的和解

▶ 背景资料 ▶

王非（化名），女，38岁，家庭主妇，在与丈夫因家庭琐事吵架后，吞下 30 粒安眠药。王女士大学毕业后留在上海结婚生子，十年前因工作与家庭不能兼顾而主动辞职，选择回归家庭。

👤 患者故事

（一）生命危机，心灵求渡

那是一个平淡而又不平凡的日子，急诊室里的灯光一如既往地明亮，在这个充满挑战与希望的地方，每天都见证着生命的脆弱与坚韧。医护人员们忙碌地穿梭在各个病床之间。突然，一阵急促的脚步声打破了平静，一位中年妇女被紧急送了进来，她就是王女士。

王女士躺在急救床上，脸色苍白，双眼紧闭，呼吸急促。她的丈夫赵先生满脸焦虑，情绪激动，磕磕绊绊地解释着情况。原来他们因为家庭琐事发生了激烈的争执，王女士在愤怒与绝望之下吞下了 30 片安眠药。

得知洗胃过程会比较难受，王女士坚决拒绝洗胃。丈夫嘴里不停地责备："到这时候，你还不肯配合医生，你到底想怎么样？你为什么这么冲动？吞这么多药，你知不知道自己在做什么？"语气中充满了愤怒和不满。

　　王女士没有回应，只是紧咬着嘴唇，呼吸急促。

　　此时急诊室里的气氛异常紧张，我深知时间紧迫，每一秒都关乎着她的生命。

　　我轻轻走到她身边，握住她的手，轻声说："王女士，您现在需要冷静下来，洗胃虽然会有些难受，但只有这样，才能尽快将药物排出体外，保护您的生命安全。生命是如此宝贵，还有许多美好的事情等着您去经历呢。"

　　王女士微微睁开眼睛，看了我一眼，眼神中闪过一丝犹豫。我能感受到她内心的恐惧和挣扎，她还在与心中的愤怒和委屈抗争。

　　突然，她睁开眼气愤地跟我说："你看看这个榆木疙瘩，我都这样了他还在追究责任！遇到这种男人我都要气死了，还不如死了算了！"

　　我苦笑着说："他对你呀，也是爱之深，责之切，是因为太在乎你才会这样直说，他并不是真的责备你。"说完我便回头朝着赵先生使了个眼色，暗示他顺着我的话说。

　　或许在那一个瞬间，他才体会到需要和我站在同一战线，才能帮助他的妻子。

　　不善言语的丈夫连忙附和："对对对，护士小姐姐说得对，我就是这么想的,我不是怪你。"那一刻,妻子的眼神终于变得柔和了许多,转过头去,泪水滑过脸颊。

我再次紧紧握住她的手,那双手虽然冰凉,但在我掌心里逐渐回暖,仿佛我们之间建立了一座无形的桥梁,传递着温暖、勇气与希望。

"您不是一个人在面对这一切,赵先生在这里陪伴着您,我们也都会尽全力照顾您。当这一切过去,您会感激自己今天的勇敢和坚持。请给我们一个机会,也给自己一个机会,好吗?"

王女士的眼神中闪过一丝犹豫,有点因为感动而不好意思。她轻轻地点了点头,表示愿意配合治疗。看到她的态度发生转变,我顿时感觉急诊室内的气氛仿佛被一股暖流所包围,紧张与压抑瞬间消散无踪。

医护人员迅速而有序地准备起来,开始对王女士进行治疗。在这个过程中,我始终陪伴在她身边,告诉她,她做得很棒。洗胃的过程确实很痛苦,但王女士坚强地忍受着,我能感受到她对生命的渴望。

这会儿,丈夫也紧紧握住她的手,传递着无言的支持与鼓励。

(二)迷雾散尽,重拾希望

终于,洗胃治疗圆满结束。王女士显得有些疲惫,但她的眼神中却充满了劫后余生的庆幸和感激。赵先生和她两人相视一笑，那一刻，所有的争执与不快都烟消云散了。

我站在一旁，看着这一幕，心中充满了感慨。生命是如此脆弱，却又如此顽强。在面对生死考验时，人们往往会更加珍惜生命，也会更加理解生命的意义。

在接下来的日子里，我继续关注着王女士的恢复情况。有一天，我在病房里看到王女士静静地坐在窗前，眼神中透露出一丝迷茫。我走过去，轻声问她："王女士，您感觉怎么样？"

王女士叹了口气，说："我还是觉得很迷茫，不知道自己为什么会做出那样的傻事。我觉得自己的生活很没有意义，每天都在重复着同样的事情，没有任何成就感。"

我理解王女士的感受，她曾经是一个有自己事业的女性，为了家庭放弃了工作，却在生活中逐渐失去了自我。我握住她的手，说："王女士，每个人的生命都有其独特的意义。您为家庭付出了很多，您的丈夫和孩子都离不开您。而且，您也可以重新寻找自己的价值，做一些自己喜欢的事情。"

王女士听了我的话，陷入了沉思。过了一会儿，她抬起头，说："你说得对，我不能再这样下去了，我要重新找回自己。"

从那以后，她重新拾起了自己曾经喜欢的英语，每天都会花时间学习。她还参加了一些志愿者活动，帮助那些需要帮助的人。渐渐地，她的脸上重新绽放出了笑容，眼神中也充满了自信和希望。

反思与成长

（一）理解心声，抚慰创伤

一开始王女士坚决拒绝洗胃，这不仅仅是因为对洗胃所致痛苦的恐惧，更是源于内心的愤怒、委屈和对生活的迷茫。这让我认识到，患者在面临生命危机的时候，其心理状态同样需要被关注。作为医护人员，不能仅仅着眼于疾病的治疗，而应全方位地理解患者的情感需求，给予他们心理上的支持和安慰，这样有助于建立彼此间的信任，能够引起双方的情感共鸣，使沟通更加顺畅和有效。

（二）搭建桥梁，引导沟通

当丈夫责备妻子时，她的反应是紧咬嘴唇，固执不理。我敏锐地察觉到丈夫与妻子之间的误会，立刻给出引导式反应。当我给赵先生一个眼神暗示时，赵先生立刻理解了当下他该做的并不是责备，而是和我站在同一战线，帮助他绝望中的妻子。在急诊室的紧张环境中，有效的沟通和正确的引导起到了关键作用。我们用恰当的语言和非语言的沟通方式，缓解了紧张的气氛，帮助患者正确、理性地做出选择。也让我深刻体会到，有时候人与人之间的默契只需要一个眼神。

（三）追求价值，坚守信念

王女士从迷茫到重拾信心，其面对生活困难的过程，让我对生命的意义有了更深刻的理解。生命不仅仅是活着，更要活得有价值、有意义。生命的意义，不在于我们能拥有什么，而在于我们能够成为什么样的人。或许家庭和事业都非常成功，又或许生活压力和繁杂的琐事让人喘不过气，但这些都不是生命的全部。在患者面对生命迷茫的转角上，护士承载着有别于医疗价值和技术体系的温度和厚度。在人文的引导下，护士的言行可以点醒"梦中人"。

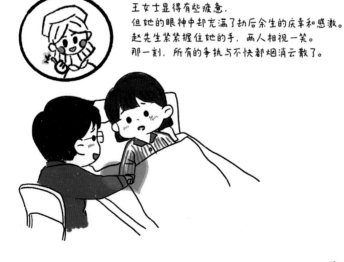

终于，洗胃治疗结束。
王女士显得有些疲惫，
但她的眼神中却充满了劫后余生的庆幸和感激。
赵先生紧紧握住她的手，两人相视一笑。
那一刻，所有的争执与不快都烟消云散了。

（曹燕）

▶ 理解促发心灵共鸣——守护她心中的答案 ◀

背景资料

王华,47岁,女,乳腺癌患者。目前完成16次新辅助化疗,拟行左乳癌改良根治术再次入院。育有一女,18岁,高中在读。丈夫和女儿是她的主要照护者。母亲已离世,父亲目前不知晓她生病。

患者故事

（一）彼此记得

我记得第一次入院时的她,得体的穿着,使她身上透露出一份从容。

她很羞涩,她的爱人常伴左右,在病房散步时,他们自然地手牵手,有人经过时,又会自然地松开。她很少跟我们说话,一般都是由她爱人转述给我们。

我和她进行静脉导管置管谈话时,她认真地做了记录,置管结束后,她难得地露出笑容,说:"小胡,谢谢你这段时间对我的护理。"她的声音很好听,看着她和老公并肩离开的背影,我有些欣然,虽然我们之前交流不多,但她其实一直记得我且心存感激。

我想：人与人之间，有时很微妙；虽然沟通不多，也不甚了解，但却能记得彼此，这是一份难能可贵的感动。

（二）再次交汇

再见她，就是这一次手术了。

在整理新入院患者的探访资料时，我一眼就看到了她的名字，我有些诧异，居然在病房里没能认出她。仔细想来：今天确实有带管入院的患者，她穿着深咖色上衣、戴着黑色棉帽，独自前来，难道就是她？

我不敢置信她的变化，心里这么想着，脚步却已经迈了出去。

她蜷着双腿，侧身躺在床上，闭眼休息。当我准备转身离开时，她叫住了我："小胡，有事吗？"

我愣了一下，仓促地说道："没事，来看看你，还好吗？"

她叹息着摇摇头，并没有回答。

我走近她，轻抚她的手臂，试探着问："我们聊一聊？"

她沉默片刻后，点了点头。

（三）直面生命的抉择

我帮她摇高床头，她示意我坐下。

我注意到她的指甲，便问："是因为化疗吗？"

她无奈地望着手，回答道："现在好多了，之前指甲变厚、发黑，还发炎、流脓，更不好看。"说完双手交握，想要藏起指甲。

我握紧她的手,安慰她:"相信我,指甲会好的。熬过化疗,难走的路已经过半了,不是吗?"

　　她摇了摇头表示否认,并告诉我化疗效果不好,肿块只缩小了1厘米,所以即将要做的手术也让她疑惑和不安。我让她具体说说她的疑惑和不安。

　　她告诉我,化疗这么多次,肿块没怎么变小,难道手术的时机真的是现在吗? 令人不安的是全乳切除术以后,该怎样面对缺失的自己?

　　我再次握紧她的手,安慰道:"我懂你说的意思,这样的想法很多人都有,医生是怎么说的?"

　　她:"医生觉得现在做全乳切除术最合适,如果一定想保乳,也不是没可能,但要进一步讨论。"

　　我:"如果乳房是刚被撞伤的苹果,你会怎么处理?"

　　她:"那我肯定会把坏的地方清理干净。"

　　我:"那如果处理后,还有坏的部分留下呢?"她没有立即回答。

　　于是我接着问:"是留下坏的部分,寻找其他方法? 还是趁着它不大,继续处理呢?"

　　她看着我,陷入沉思中。

　　等了一会儿,我又问她:"你讨论了很多次,其他专家有什么意见吗?"

　　她:"他们也觉得现在进行手术最合适,但我还是觉得时机不够好,肿块还不够小。"

我："那你觉得最佳时机是什么时候？"

她摇着头说道："我不知道。"

我："接受治疗时，谁不是盯着片子上的肿块，数着日子过，谁不想让它再小一些呢？但如果手术时机真的不对，为什么这么多专家都建议现在手术呢？"

她轻轻一笑，似乎有些无奈："其实我知道，但我就是忍不住这么想。"

我安慰她："我懂你的感受，这些确实应该找人好好聊一聊。"

她认真地点了点头。

我想：疾病的可怕之处不是它逼你承受痛苦，而是它让你由最初的反抗变成最终无可奈何的妥协。

我继续说："我想问你一个问题，可以吗？"

她身体往前倾，说："小胡，你说。"

我："你之前说的那些话，是想要保乳吗？"

她说是，并告诉我自己对于保乳和全切的认知，我哑然于她对风险和获益的清晰了解。她很在意乳房的完整性，因此保乳对她很重要，但又因为肿块不够小而在手术时机上纠结。

她："我害怕因为想保乳而提高了手术风险，减少了活下去的机会。"

我有些词穷："有没有活下去的机会，我不知道，但我们有早期的患者骤然离世，晚期的患者活过了预判，还有患者因为意外离世，所以我知道手术一定不是唯一的因素。而坚持活下去的信念,让自己活得满意,这或许才是我们能去争取的。"

她思考片刻后,说道:"是的,活下去,让自己满意。"

(四)理解爱与勇气的坚守

后来,她跟我讲述了她的家庭。

她的害怕,来源于母亲那病因未明的骤然离世;她的坚强,则是因为丈夫不离不弃的陪伴;她的执念,深深扎根于女儿还未长大的身影。

她说:"很多时候,我喘不过气。我不愿跟别人讲,因为我不愿让别人知道我的病;我也不愿跟家人说,因为我怕他们伤心。但我……"她的眼泪终于忍不住滑落。

我轻轻抱住他,柔声说道:"我知道你所有的坚强和隐忍,没关系的,哭吧,这里只有我们两个人。"

我们都没有再说话。等她平复后,她说:"谢谢你,小胡,你一定不要因为我而难过。"

我拍了拍她的手,认真地说:"为了你爱的人和爱你的人,你一定要加油,第一次见你的时候觉得你很美,所以我记得你叫王华。"

她有些许惊讶,笑着说道:"我答应你,小胡,我一定会加油的。"

我想:人生对于每个人而言,是雨雪风霜也好,是万里晴空也好,总有马不停蹄往前走的理由,可有时也要停下片刻,但只是为了更好的风景。

反思与成长

（一）善于感知，了解患者

故事中的"王华"不善言辞，长期治疗和家庭因素使她习惯于隐藏自我，我们主动感知她的需求，寻找合适的叙事时机，了解她对疾病的认知、对自我的认识、对生活的态度、对治疗效果的评价、对治疗决策的看法等。在这个过程中，我并非直接告诉她是非对错或替她做决策，而是以设问和反问的方式引导她解答自己的疑惑和不安，最终坚定地守护她内心的选择。

（二）共情以对，深化理解

像"王华"这样对自身疾病有清晰的认知，对治疗有明确的决策，但对决策的结局存有疑惑和不安的患者，我们要感受她这份复杂而细腻的情感，了解她所表述的每一个想法，才能更深入地走进她的内心世界，为她提供贴心的护理服务。同时在这个过程中也让我对生命抱有最深的敬畏，这也是叙事护理的魅力所在，让故事承载的生命力量传递下去。

（三）情感共鸣，救赎心灵

叙事实践往往让我们深陷于矛盾中，感知到患者的脆弱和坚强、迷茫和决绝、希望和恐惧等复杂的情感。但是护士在叙事过程中，需要明白叙事不仅仅是共情和理解，更是这背后彼此共同的成长。在走入患者内心之后,更需要学会走出患者的故事,拥抱自己的人生。

（该文源于《叙事医学》杂志 2024 年第 6 期《守护她心中的答案》）

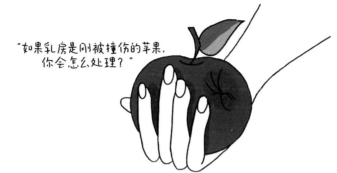

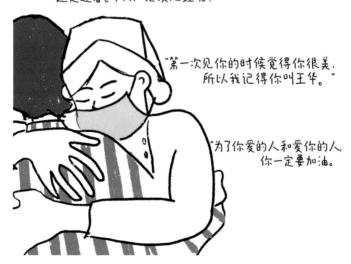

（胡一惠）

第五章　　**感恩生命的馈赠**

我们时常感恩，感恩美好和不美好

- 喝着蜜糖长大的我们，曾经不甚理解磨难之于每个人的机会都是一样的。

- 你永远不会知道明天和死亡哪个会先到来。

- 我们能做的不是怨天尤人，而是感恩和惜福，感恩美好和不美好，并珍惜活着的每一天，做一个愿意爱、努力去爱的快乐的人。

感恩相伴——她不再需要蛋糕和苹果

背景资料

患者王某,女,76岁,卵巢癌复发第三次,并发糖尿病,置管输液港协助化疗,现因"卵巢癌术后化疗"入院。丈夫去世多年,育有一女。

患者故事

(一)初遇孤行的你

工作的第一年,我在妇产科碰到了一个让我印象极为深刻的患者。

从这里开始就称她为王阿姨吧。

王阿姨办入院的那天她孤零零一人提着两个鼓鼓囊囊的手提袋,身姿有些拘谨,但眼神很清亮。我拿出入院登记表单给王阿姨,让她在我标记的地方签上名字。阿姨握笔的手有点抖,但很认真地写着自己的名字,写得方方正正。

带她去床位的路上,我问她:"那么大年纪了,怎么自己一个人来化疗?"阿姨顿了几秒才说:"女儿要上班没空来,我每次都是自己来的,没事。"

王阿姨来时正式床位都住满了，只能安排到加床。她眯眼笑着跟我说："我上次也睡这里，我都知道的，小姑娘你快去忙吧。"

听到阿姨很自然并体恤地说出这句话时，我很心疼。生病这件事情本就会把一个人的脆弱放大，而一个踽踽独行的瘦弱老人却能如此坦然。

过了一会，我领了王阿姨隔壁床新入院的患者过来，准备走时，她叫住了我。她问："可以不吃医院的饭吗？"起初我以为是医院的饭不合阿姨的胃口……

直到后来我才知道，一顿十几块的饭钱也可以是压弯人脊背的负担。

第二天的午餐时间，我去更换补液，刚好是王阿姨在的房间，转头看到阿姨躺在床上化疗，但在她的床头柜上没见到饭的影子，只有一包拆开没咬几口的蛋糕。

我问阿姨："是觉得化疗后恶心难受吃不下饭吗？"

王阿姨笑了笑，挥了挥手，意思是没有。

第二天王阿姨出院，我把出院通知单给她，问了一句："阿姨，你自己能去结账吗？"

她马上回答道："我之前都是自己去弄的！"接着，她十分熟练地跟我讲了办出院手续的大致流程，神情有点得意。她像是个邀功的小朋友，眼睛亮亮的，脸上露出笑意。我被她带着好像也多了点孩子气，一边附和着"对对对"，一边笑着点头，最后还不忘鼓励一句"阿姨真棒"，竖了个大拇指给她。

（二）爱化作细雨

过了几周,王阿姨又来了,好像提着的还是那两个手提袋,依然鼓鼓囊囊的。到了中午,她的桌上依然没有饭的影子,在其他患者吃着热饭时,我只看到,阿姨依旧坐在床上啃着和上次一样的蛋糕。我忍不住问她:"阿姨,你吃饭就吃这个吗?"

阿姨一开始还有点不好意思,然后就拎出来她的手提袋,我看着里面除了衣物就是好几袋一模一样的蛋糕。她从里面还掏出来两个苹果,跟我说:"我中午还想再吃个苹果。"

我很难过,不知道此时我该说什么,我甚至担心起她的营养状况。虽然我们可以解决当下的困难,但她需要的不是一时的同情与怜悯,而是在这样的经济条件下可行的营养支持方案。

直到第二天换药的时候,我看到王阿姨的床边坐着一位我从未见过的女性。三四十岁的样子,体形微胖,穿着朴素,啃着苹果,和王阿姨说笑着,两人笑起来的眼睛一模一样。

我想:这大概就是王阿姨的女儿吧。

女儿的到来让王阿姨看着更精神了,因为有人陪着,王阿姨连说话都大声了些。不论女儿说什么,她总是笑着望着她,眼角的皱纹被幸福带起,不曾落下。健谈的女儿拉着她跟病房的其他人聊天,整个病房说说笑笑,驱赶了病房里的压抑,连窗外阴沉的天气都变得不那么讨厌了。

这是一幅想被永远记录的温馨画面。

我也被拉着聊了几句,要走时注意到王阿姨床头柜上的蛋糕不见了,只见一个蓝色的边角掉了点漆的保温桶放在那儿。

没多久就是吃中饭的时候,这一次王阿姨不是在吃蛋糕,而是坐在女儿旁边,捧着一个小碗一口接一口地喝着汤,眼睛还时不时瞥着女儿,没喝几口就说自己饱了,要把汤让给女儿喝。

我听到女儿说:"妈,你才喝了多少,我好不容易炖的你最喜欢喝的汤,你再喝点。"

王阿姨眼眶慢慢湿润,却放不下面子,反驳道:"早说让你别来了,来我这又得吃我蛋糕,又把我最后一个苹果给吃了。"

女儿不吃她这一套,让她把这碗汤都喝了。我看见王阿姨听话地低着头一口接一口地喝着汤,只是中间用手擦了擦眼角。

或许是真的吃不下了,又或许是炖的汤太多了,王阿姨坚持要把桶给女儿,两人就并排坐在床边,吃着,说着,笑着。

窗外不知何时又飘起了细雨,就像这爱一样,润物于无声。

(三)陪伴化为具象的爱意

这一次女儿到来的原因像是带着魔力,一直吸引着我去探寻,就连见过王阿姨很多次的同事也说这是第一次见到王阿姨的女儿。

在给王阿姨送出院通知单那天我只看见了王阿姨的女儿，想着一直困扰我的疑惑，我故似轻松地和她说："这还是第一次见王阿姨的家里人呀。"

女儿好像读懂了我真正的意思，眼泪一下子就流出来了，说了一句话："蛋糕已经过期了。"我等着她缓和好情绪，但她却含着泪哽咽地向我说道，她母亲复发第一次的化疗并不是在我们医院，疗程里她一直陪着母亲并为她做饭。

直到有一次母女俩吵了一架，因为女儿为了给母亲治病，把自己好不容易买的房子卖掉了，也就是从那以后母亲让女儿好好工作，不要担心自己。

没想到这次住院，女儿在家里打扫时，看到了母亲每次都会带的蛋糕，她发现包装袋上的失效日期早已经是一个月前了。

她心中懊悔不已，熬了母亲最爱的汤来陪她。

这，就是谜底。

离开时，女儿提着两个鼓鼓囊囊的手提袋走在王阿姨身旁靠前的位置，王阿姨扶着女儿的胳膊，一步一步走着。兴许母女两人又斗嘴了，我看见王阿姨的头往旁边转，嘴里不知在嘟囔着什么。可是明明我看见她眼角的皱纹又被带了起来。

爱在此刻具象化。

我透过窗子看到外面的雨下得很大。

另一场名为"爱"的雨也在倾盆而下，我站在雨下无所遮蔽，却不想逃离。

反思与成长

（一）陪伴让独行之路不再寒冷

我想，那些独自前来医院治疗的患者，他们再坚强的外表下，都有一颗渴望在这陌生的环境中有人陪伴的心。那一层一层包裹的坚硬外壳，也会在这种环境里被自己的孤独浸泡得不再坚硬。

从前的我只会想做好自己的本职工作，但目睹了王阿姨的事情后，彻底颠覆了我的想法，或许他们更需要我们的陪伴呢？亲人的陪伴肯定是无法替代的，可当患者不得不一个人接受治疗的时候，我们简单的一个问候，也能让他们得到温暖与安全感。或许一句"今天吃得怎么样？"也能为那些独行的患者增添些许勇气。

（二）情感让生命日渐丰满

每日机械地重复着相似的工作内容，会让人忽视很多东西。像故事里的王阿姨，我想在医院里应该还有很多这样看似坚强却又孤独的老年患者。当你注意到他们的时候，你又会发现这些情感交织在一起，像是一幅绚烂的画卷，展现出我们内心最柔软的部分。这些情感能轻易激发人的共情能力，让眼眶变得湿润。在情感的不断浇灌下，生命日渐丰满。每日经历的事情都是在人生的空白卷上进行创作，单调的色彩或许会显得高级,可是多彩才更加动人。

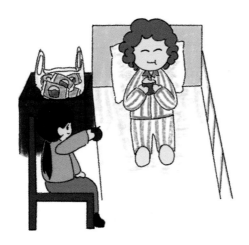

"妈,你才喝了多少? 我好不容易炖
的你最喜欢喝的汤,你再喝点。"

"早说让你别来了,来这又吃我
蛋糕,又把我最后一个苹果给吃了。"

女儿的眼泪一下子流出来了,说了一句话:
"蛋糕已经过期了。"

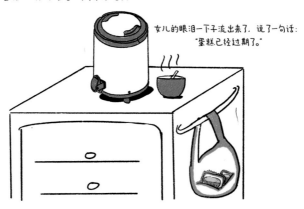

（林佳昕）

感恩遇见——萤火微光　愿为其芒

▶ **背景资料** ◀

　　患者李晓红,女,78岁,左输尿管肿瘤。目前为求进一步诊治,拟行输尿管肿瘤切除入院。丈夫是她的主要照顾者,无子女一同生活,为典型的空巢老人。

患者故事

（一）不耐烦的初见

　　初见她时,她是一个人入院的,没有家属陪伴。我去给她做术前宣教时,她正为收拾自己的床位而忙得团团转。输尿管肿瘤的患者在术前需要做肠道准备,我根据我们科室制作的术前宣教手册告知了她吃泻药的具体事项。但是当我宣教结束时,却没有得到老太太的任何答复。

　　我指着纸上的内容,再次询问她是否明白。老太太眯着眼,看着纸上的字,没有回答,随后从口袋里掏出了一副老花镜戴上。我明白患者年纪大了,可能很多内容无法消化。当我再次催促着询问她时,老太太缓缓地回答我:"晓得了。"但我却在她的眼神中感受到了满满的疑惑,所以我向老太太提出让她复述一遍肠道清洁的要求。果然,她朝我笑了笑,回答不出一个字,笑容中有些尴尬与局促。

　　其实,当对话进展到这一步的时候,我是感到有一些疲惫的。那是一个收治了许多患者的上午,虽然当时我入职的时间不长,但同样的宣教我也已经重复了许多次。我深深吸了一口气,但当我再睁开眼时,映入眼帘的是患者的满头白发,老花镜微微滑落,松松地架在老太太的鼻梁上,她低头眯着眼,嘴巴微张,攥着宣教纸的指尖微微发白。看着老太太眼角的皱纹,那一刻,我突然想起了家中的外婆。我的外婆在查看一些重要的东西时也总是这个姿势,微微皱着眉,在获取信息时也时常会有些迟钝,她和外婆一样需要我一遍又一遍地反复说。

（二）理解与感叹

　　"没事,我们这里术前要准备的东西多,你不熟悉很正常。"我调整了自己的状态,笑着拍拍老太太的手,从口袋里拿出一支红色的记号笔,将纸上的内容逐字逐句划下来,一边叮嘱老太太,一边拿出便利贴,将剂量和时间贴在了她的药上,再将药按顺序摆放在老太太的床头。

　　终于,这一次,老太太明白了我的意思,成功且准确地复述出了相关要求。我长舒一口气,将术前宣教手册放在她的床头。

　　再到后来我上中班时,老太太又来到了护士台,她将她下午喝药的顺序和所做的事情说给我听,询问我是否还有遗漏。

我肯定了她的行为并再次叮嘱老太太晚上八点后要禁食、禁水。

后来,在与她的攀谈中,我了解到老太太从办理入院到现在一直都是她一个人在忙活。她说家里孩子忙,不忍麻烦他们,又心疼老伴在医院休息不好,等手术了再叫他来照顾。那天,老太太笑着感谢我的耐心解释,让她一个"孤寡老人"也能顺利完成术前准备。

面对老太太自嘲的话语与花白的头发,我的内心涌起了一阵思绪。我为早上面对她无措时的那一点不耐烦而感到羞愧,也为老太太年近耄耋却独自住院感到苦涩。同时,这激发了我帮助她的动力,这样的老人更需要社会的关心。我将护士站的健康宣教手册拿了出来,向她讲解了疾病知识及术后的相关治疗与护理要点,还和她分享了其他患者的康复经验。

最后,我握着她的手,笑着告诉她:"奶奶,没关系的,放轻松,我们会一直在你身边。"

(三)黑夜中的相守

老太太的手术很顺利,经过一段时间的治疗,不久她就能出院了。

我记得那是她出院前的夜晚,我巡视病房时恰巧碰到她和她的老伴在走廊遛弯。老太太一只手抓着走廊边的扶手,她的老伴在另一侧扶着她,两人就这样相互依偎着一步步向走廊深处走去。看着两人蹒跚的步子和微微佝偻着的背影,我有些于心不忍,快步走上前去,挽起老太太另一侧的臂弯,叮嘱她夜里走廊灯光昏暗,要小心跌倒,并将她搀扶着回到病床边。

我打开床头灯,轻声嘱咐老太太回家后要好好休息,我还告知她回家之后要避免做增加腹压的动作,尽量减少下蹲、用力排大便、抱起家里的小孩等动作。我记得老太太笑着和我说,她最喜爱家里的小孙女,这样要有一段时间不能陪她玩闹了。我拍了拍她的手,告诉她来日方长,以后一定能健健康康,能好好看着自家小孙女长大成人。

离开病房前,老太太再次感谢我们这段时间对她的照顾,她从抽屉里拿出两个大苹果送到我手上,她说她也祝我身体健康、平平安安。她眼角笑弯的皱纹像是盛开的花朵,温柔地绽放在我的心中。

反思与成长

(一)换位思考,学会沟通

对于故事中的李奶奶,她由于年龄与文化程度的限制,反应与理解能力相对较弱。对于此类患者,我们在沟通时更应亲切且耐心,而非使用冷漠、不耐烦的语气。换位思考一下,住院对于一个患者而言绝对不会是一次愉快的体验,因为需要面对陌生的环境、未知的疾病预后、各项管理制度的约束……这些都是陌生且难以理解的。面对人口老龄化日益严重,我们应尊重和关爱老年患者,了解他们的需求,耐心倾听患者的诉说,确保他们能够充分表达自己的感受和需求。根据患者的具体情况,提供量身定制的护理方案,才能更好地提升老年患者的生活质量。护患沟通是一场心与心的交流,是灵魂与灵魂的碰撞。患者以满分的信任和认可回应我们,鼓励着我们坚定地秉持这份初心。这份相互的感情宛如葵花向阳,自然而真挚。

（二）坚守平凡,温暖陪伴

在我们的日常护理工作中,少有波澜壮阔与生离死别,更多的是像李奶奶这样朴素又平常的故事。而在一个普通患者的治疗周期中,护士只是一颗小小的"螺丝钉",但其平凡的岗位也有着自己的责任与价值。"有时去治愈,常常去帮助,总是去安慰。"我们日复一日的护理,重复且单调,但都是对患者身体的呵护,对患者心灵的慰藉。

（三）彼此疗愈,感恩遇见

生活就像圆圈,你在疗愈患者的同时,也在疗愈自己。与患者共情,探索患者背后的故事,真正地理解、尊重患者。我们要做的不仅仅是消除疾病本身带来的痛苦与症状,更多的是去倾听这些痛苦,去接纳人生的现实与无奈,也体验真情的温暖。希望我们都可以像黄永玉先生写的那样"明确的爱,直接的厌恶,真诚的喜欢,站在太阳下的坦荡,大声无愧地称赞自己。"

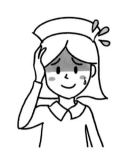
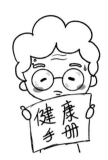

果然她朝我笑了笑，
回答不出一个字，
笑容中有些尴尬与局促。

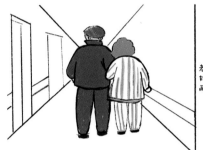

老太太一只手抓着走廊边的扶手，
她的老伴在另一侧扶着她，
两人就这样相互依着，一步步向走廊深处走去。

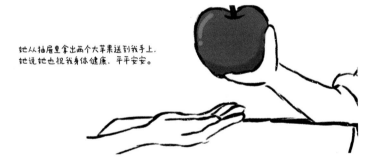

她从抽屉里拿出两个大苹果送到我手上，
她说她也祝我身体健康，平平安安。

（王梓）

感恩人生——直面阴影　豁达生活

背景资料

秦雪（化名），女，37 岁，乳腺癌患者，因拟行乳腺癌根治术＋乳房重建术入院。其母亲于十余年前同样被确诊为乳腺癌并进行治疗。患者育有两名处于学龄期的女儿。

患者故事

（一）遗传的重压，无声的阴影，难以摆脱的宿命

秦雪的病床靠窗，平日里，她不像别的患者那样经常有探视的人前来看望。与周围的热闹相比，她经常安静地望着窗户出神，仿佛在思索着什么。作为她的责任护士，我感受到了她内心的孤寂与压抑。

一次查房结束后，我来到她的身边，试探性地问："秦雪，你在想什么呢？能和我说说吗？"这句话仿佛打开了她的话匣子。

她的语气中透露着深深的担忧，说："我是在担心家中同样患病的母亲和尚年幼的孩子们。"

我点了点头，示意她继续说下去。

她接着说："10 年前，我母亲确诊为乳腺癌，虽然手术和化

疗的效果都不错,但患病的绝望和治疗的痛苦给我带来了深深的阴影,我害怕这种命运也会降临在自己身上。"

但事与愿违,乳腺癌再次侵袭了这个家庭。

在确诊乳腺癌后,她几乎被悲伤淹没,说:"我还这么年轻,平时都已经定期自检了,但还是被遗传到了。我还有两个女儿,真是不知道该怎么办了。"

在听她讲述时,我才了解到她的家庭一直被笼罩在乳腺癌的阴影之下,仿佛在等待着命运的宣判。

我拍了拍她的肩膀,安抚道:"这样的情况确实会让我们感到害怕和担忧,就像一片乌云总是悬在头顶,但不知道雨点什么时候会落下来。"

她回答:"是啊,像乌云压得我喘不过气来,特别是这次诊断后,我几乎看不到希望。我现在很害怕自己做完手术以后也要化疗,我想起我妈妈以前化疗的样子就觉得害怕。"

手术对癌症患者来说或许是当下最大的一个坎,但后续辅助治疗带来的不良反应更是噩梦般的存在,而亲眼见证过母亲经受的痛苦对她来说更为致命。

她的情况相对较好,她决定在进行乳腺癌根治术的同时进行乳房重建术。我拿出健康教育材料,靠近她说道:"那我们能不能尝试着把这些'乌云'暂时放到一边,看看有没有阳光能透过这些云层?乳房重建术现在已经很成熟了,后续效果很好,你的情况又很合适进行乳房重建,我来详细地介绍一下。"

随后,我解释了目前对于她这类早期的乳腺癌,指南上并没有强调进行术后化疗的必要性,我还给她看了一些既往进行乳房重建术患者的效果图,其中一些是已经乳房重建后近10年的患者,她了解完之后信心大增,脸上终于露出了久违的微笑。

她说:"我一定要好好完成手术,争取尽早回去参加孩子的家长会。"

我也红了眼眶。

(二)恐惧与责任,深植的焦虑,无法回避的命运

秦雪的手术效果非常好,重建后的乳房形态很美观。

出院前,她给我看两个女儿的照片,大女儿到了生长发育的年龄,小女儿则刚开始上学。她话语中透露着浓浓的担忧和焦虑:"小孩子开始发育了,每年也要来医院体检吗?如果每年都拍片子,会不会有辐射?这样对她们的身体会不会不好?我是真的很怕我这个病会遗传给她们,这样是害了她们一辈子啊。"

一连串的问题透露着秦女士深深的焦虑。

作为母亲的责任感,与对遗传的无能为力交织在一起,形成了另一片挥之不去的乌云。

我十分理解她的心情,继续和她探讨:"你之前提到,你每个月都会自检乳房,是因为看到了母亲的痛苦。你很关心自己的健康,也希望能保护好你的家人,这真的很不容易。你觉得在面对这些困境的时候,你有什么力量可以依靠吗?"

她想了想，说道："其实我也不太清楚，感觉自己很无助。我妈妈、姐姐还有我自己的经历让我觉得命运是无法回避的。"

我握住她的手，轻声地回应："你在面对命运时表现出的坚强已经是一种力量。你不仅关心自己的健康，还时时刻刻想着家人。这种责任感就是你最大的力量。"

在听到这句话后，她的眉头微微舒展，我继续告诉她有关乳腺癌高危人群应如何进行疾病预防的知识，她听完眼神坚定了起来，掏出手机给大女儿发消息，并说："我现在就要开始督促她，要对这件事情上心，争取这个病在我这里就能断掉。我以后也会按时来复查的，不能辜负这么好的手术效果。"

（三）乌云后的光亮，重燃的希望，拥抱阳光的未来

在秦雪即将出院时，我和她再次进行了交流。

这一次，她的心情明显轻松了许多。

她主动叫住我，再次向我展示两个女儿的照片，脸上带着作为一名母亲的骄傲感，说："她们是我的动力，我想为她们争取一个没有乳腺癌阴影的未来。"

我鼓励她："从最开始的恐惧与焦虑，到后来的迎难而上，再到现在的主动出击，你已经为她们树立了一个坚强的榜样。你的努力不仅仅是在为自己抗争，更是为了她们的未来。只要你坚持下去，未来阳光一定会穿透乌云。"

出院那天，秦雪的姐姐和大女儿都来了，一家人其乐融融的，我也终于看到她的脸上露出了由衷的微笑，一家人团聚的

画面充满了温馨与希望。能看得出,她已经从阴影中走了出来,并且带着新的希望与信心,去迎接未来的挑战。血浓于水的亲情是她们之间无法解开的纽带,但现在不断进步的医学技术定会在不久的将来使这条纽带远离被癌症笼罩的阴影,让每个人都能健康地沐浴在阳光之下,携手向美好的未来前行!

反思与成长

(一)感恩平凡生活中的不平凡

平淡的护理往往隐藏着深刻的不平凡。秦女士看似平静的外表下,实际承受着巨大的焦虑与恐惧。在面对秦女士的遗传阴影时,叙事让我们走进患者的内心世界,将她从无助的恐惧中拉出来,使她重新看到生活的希望。

(二)感恩点滴累积的希望

微小的解释与关怀帮助秦女士逐渐看到了生活的希望,每一次与她的交谈,每一声安慰和解释,都在帮助她获取重新认识自己的力量,使她从悲观中慢慢走出来。叙事过程积微成著,春风化雨,每一次的互动都渗透进患者的内心,每一次的敞开心扉也是促使患者走向康复的基石。

(三)感恩命运的脆弱与坚韧

秦女士的经历充满了艰辛与苦楚,然而,正是这些不美好的时刻,促使她和家人更加珍惜彼此。命运固然不可控,因此应专注于眼前能积极应对的事情。护理不仅仅减轻患者的病痛,更是帮助患者与命运和解。通过共情患者的脆弱,帮助患者找到内心的力量,使患者重新点燃对未来的希望。

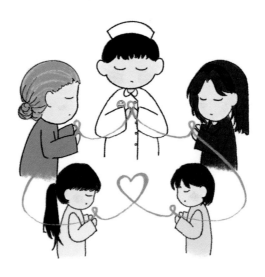

（潘宸）

下 篇

仁爱善心，践行人文关爱

第六章　　**外毓于行、内秀于心**
　　　　　　构建暖心的环境

　　我们致力于打造温馨、舒适的医院环境,不仅仅治愈身体的疾病,更抚慰心灵的伤痛。色彩作为情感的调节大师,可用于营造积极向上的治疗氛围,而家具兼顾功能与个性化需求。"外毓于行"是将两者巧妙融合的实践,不仅美化了医疗环境,更深刻地体现了人文关怀的力量;而"内秀于心"则是对护理人员职业素养的生动描绘。护理人员以细腻的心思洞察患者未言之需,将尊重与关怀深植于心,运用智慧与创造力优化细节,用行动诠释"以患者为中心"的核心理念,让医院成为充满爱与希望的地方。

外毓于行——营造温馨的就医环境

1. 色彩传情

医院,往往被认为是一个救死扶伤、治病救人的场所,而医院一般以白色的墙面及简约的装饰居多。在色彩心理学理论的指导下,通过科学的改变医院环境的色彩,可对患者的心理、情绪产生良好的影响,这是人文关怀在硬件环境建设中的重要举措。在医院室内选色中,遵循结构稳定、色彩与色彩相互联系的原则,对室内空间进行主要色彩、局部色彩、重点色彩三部分的规划,同时合理布局光源等影响因素。以白色或浅米色作为病区的主题颜色,粉色会使人产生松弛神经、缓解疼痛的感觉,对失眠具有调节作用。暖色则使人产生安全、亲和、温柔的感觉,使患者远离烦躁不安。病房内的色彩是对患者一种无形的疗愈方法,色彩心理学的专业知识帮助医护人员迎合患者的身心需求,用心的色彩设计是医护人员满足各类患者的心理需求、对患者实施人文关怀的举措之一。

在医院的环境设计中强调人文因素,将人文关怀的思想融入医院室内、外环境设计中,可以为不同特征的人群提供更为舒适的医疗服务。在设计的过程中,设计师和医护人员需要考虑到服务对象的特征,需要尽可能满足不同对象的身心需求,并且需要考虑如何提供更为舒适、保障隐私的环境。

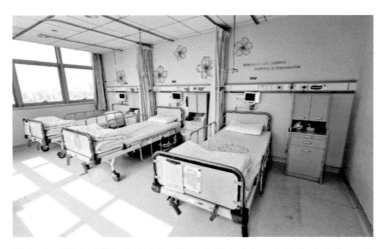

图 6-1　"粉红色"代表了温婉、坚毅、自信和柔和。在乳腺科病房,以粉红色作为主要色彩进行设计,赋予患者温柔且坚毅的力量

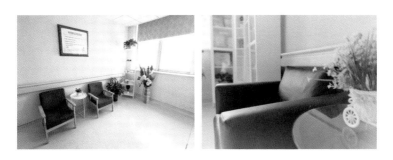

图 6-2　"绿色"代表生命,用绿色植物作为重点色彩进行点缀,给予患者希望与信心

（徐于睿）

2. 家具暖心

在高质量发展的时代背景下,"友好"已成为医院建设的核

心,在进行"友好"的室内设计时,除了追求功能性、安全性和效率外,还越来越多地关注如何提升患者和访客的舒适度,即"去医院化"设计。有温度的医疗环境会给患者和家属带来舒适的就医体验、心理疗愈和慰藉,同时也为医护人员提供高效、安全的工作环境,着力体现"让患者满意、让医者被尊重、让医患更和谐"的发展愿景。

家具设计中的人文关怀来自环境心理学启示。环境心理学是研究人在不同环境里产生的心理和行为变化的科学,一般从人对环境的知觉、感觉及心理反应等方面进行研究。对环境的知觉包括视觉、听觉和触觉等;对环境的感觉会引起心理变化。环境心理学应用的目的是遵循人的心理需求和活动规律,发挥人的主观能动性并开发其创造力,以消除人在一定环境里出现的消极、紧张等不良情绪。

在医院里,医护人员努力为患者创造可保护隐私、有助于积极治疗及康复的环境,"以患者为中心"的家具设计和应用正是我们实践人文关怀简单易行的措施。

1) 在家具设计中融入医疗需求与人文关怀

为促进患者术后康复,护士设计了适合术后患者使用的沙发椅。沙发椅下方的隐藏式拖板,可用于患者放松双脚,通过其舒适的坐感设计,可有效缓解患者因长时间卧床或久坐带来的不适。顺滑的轮子,赋予了它极高的灵活性和便捷性,医护人员可以轻松地推动沙发椅前往病区的任意地方,也避免了频繁搬动给患者带来的不便与风险,让治疗过程更为顺畅。水杯架的设计,充分考虑了患者的饮水需求。椅子配备输液架,便于在输液中行康复训练。下图的多功能沙发椅是医院硬件设施与人文关怀相结合的典范,不仅满足了患者的基本需求,还在细微之处体现了护士对患者身心健康的全面关怀,让患者对康复及对未来的生活充满美好憧憬。

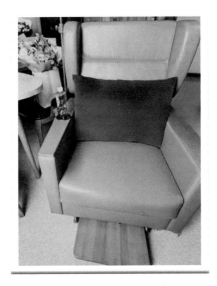

图 6-3　多功能沙发椅

2）从直角到圆弧,打造温馨的医疗空间

通过改变家具的方正造型,在家具中多融入柔和的曲线,从而营造出温馨、舒适、家庭化的氛围,给予患者及家属一方休憩空间。病房一角布置一张圆桌和一盏柔和的阅读灯。拉开椅子,在圆桌前坐下,一本好书、一壶热茶,虽然生病是件令人苦恼的事,但此时却是人生难得的小憩。这一刻,病房不再是冰冷的医疗空间,成了心灵的温馨港湾,宁静而美好。

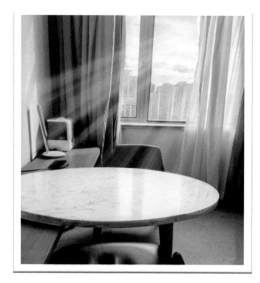

图6-4　采用柔和曲线设计的家具,令人感觉更舒适、温馨,适宜放松情绪

在寸土寸金的医院,医疗用房面积紧张。但为患者创造疗愈空间仍是必须采取的举措。对这一空间的设计更多考虑其交流性,促进医护人员与患者之间的交流,以充分的沟通、专业支持及同伴鼓舞,帮助患者接纳现况并积极面对疾病,满足其渴望被关怀的心理需求,并帮助其建立治疗信心。

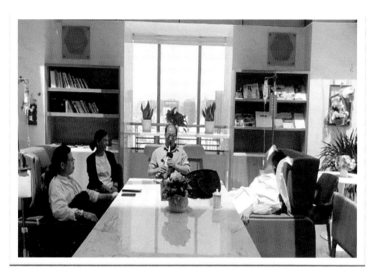

图6-5 阳光房位于病房的一角,阳光透过玻璃洒在地面上,温暖而明亮。房间内摆放着各种绿植和鲜花,空气中弥漫着淡淡的花香,一切都显得那么生机勃勃。良好的环境改善了患者的视觉、听觉感受,使其更愿意交流和沟通。除了创造治疗性沟通环境外,还提供了方便患者之间进行沟通的物理空间,通过分享彼此的经历和感受,互相鼓励、互相支持

（陈莉）

内秀于心——传承仁济的人文之美

1. 环境因人文而美

上海市黄浦区山东中路 145 号,是上海交通大学医学院附属仁济医院西院区(以下简称仁济西院)所在的地理位置,也是仁济医院从"中国医院"正式落建医院大楼的地址。时至今日,这幢隐藏在繁华商圈里的优秀历史保护建筑,仍在承担医疗救治的职责。仁济人将这里视为仁济医院的"发源地",是仁济医院的"根"之所在,因为这里流传着许许多多关于仁济精神的故事,演绎着"仁济精神"。在仁济人的心里,仁济西院承载着传承仁济精神的使命,指引着每一位仁济人逐梦前行。仁济精神是如何在仁济西院的建筑环境中呈现的呢?

人文关怀是医护人员本着人道精神,对患者的生命与健康、权利与需求、人格与尊严、生活质量与生命价值的真诚关怀和照顾。它以人文理念为指引,以关怀行为为载体切实开展实践。医院的环境也因人文关怀实践而变得美好。

从 1932 年医院大楼落建至今,16 人的大病房是仁济西院的一大特色并延续至今。这样的大病房,没有喧闹嘈杂,取而代之的是宽敞明亮、井然有序的治疗环境。在这里传承着仁济护理严谨的基础护理作品——四角笔挺的床单元、整齐划一的床椅柜摆放位置,传承着仁济护理的专业照护——固定有序的引流管、周到细致的专病观察与健康指导,传承着仁济护理的优雅气质——柔声细语但坚定可信的健康宣教、严肃认真的执教等。这些传承,使 16 人的大病房依旧舒适、温馨,如史料描述:"住院楼大病房(三等病房),落地钢窗洁净明亮,镶嵌木打蜡地板一尘不染,过道宽敞可开小轿车,虽是三等,堪称豪华。"处于这样的环境中,患者愿意住,且乐于感受其美好氛围。

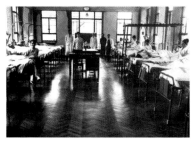
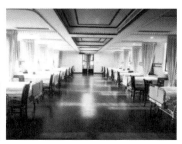
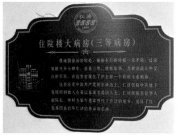

图 6-6 回顾大楼当初的设计,我们发现其中有很多先进的人文理念,如在通透的大病房里设有多个大窗户,病区里洒满阳光,可以消毒环境,也能温暖人心

(张艳燕)

2. 人文改变环境

人文关怀实践的魅力是让我们总能从他人的角度出发,落

实在每一处细微的行动中。这样的行动不仅让患者受益，也润泽着我们每个医护工作者，温暖如同阳光般洒在医院的每个角落。

1）有形的标识，无声的体贴

仁济医院有东、西、南、北四个院区，除了北院属于专科性较强的院区外，其他三个院区均为患者提供综合性诊疗服务。近年来，医院一句"让专家多跑跑、患者少走路"的承诺，尽显出为百姓所想、让百姓得益的理念。记得，那天是仁济医院泌尿外科陈主任正式来仁济西院出诊的日子，他在业界小有名气，有些患者听说陈主任在仁济西院也开诊了，打趣着说道："以后我们再也不用跨越黄浦江去见陈主任一面了。"可是，陈主任这时正迷茫地走在病房的走廊里，"这是哪？我在哪？"初来乍到的陈主任被仁济西院老建筑的韵味所吸引，也被这近似和平饭店的设计所迷惑。他想查房，却不知道患者在哪里？其实陈主任和其他来到这个病区的患者有着一样的疑惑。仁济西院的建筑可谓"路难找、门难寻"，四通八达的建筑结构，七弯十八绕的内部走道，给患者、工作人员带来了困扰。困扰反映需求，需求就是使命！护士长说干就干，她要让所有来到仁济西院病房的人都能感受到这里的护理温度，不仅是患者，还包括我们的医护工作者。"改进病区指引亮度、新增立式标识"的改进方案跃然纸上，落实于行动。

"路难找、门难寻"的原因是地理结构复杂和标识不易被看见。"路难找"可以看地图，"门难寻"又是为何？调研出真知，护士长带着护士们走了一遍，才发现标识的位置是解决问题的关键。标识与门处于同一平面易产生视觉上的盲区，使漂亮的标识形同虚设。在护士长的努力下，门牌标识站起来了！立式标识牌设计加上灯光辅助，"门儿清"！

护士的工作忙碌而琐碎，他们在日常工作中传递仁济护理精神。这种精神从何而来？一代代仁济护理人在言传身教中传递仁济护理精神，给予人们春雨润物般的点滴温情和关怀，在每时每刻和不经意中，让人们得到治愈、帮助和鼓励。

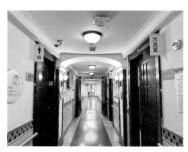
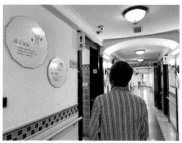

图 6-7 病房的立式标识牌设计　　图 6-8 患者方便找到想去的地方

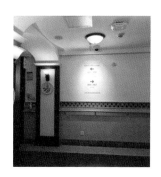

图 6-9 傍晚的病房指引非常醒目

2) 定格前辈形象　初心永续前行

在仁济西院头颈外科的温馨接待室里,那堵承载着历史与荣耀的墙,静静诉说着左英前辈与仁济护理精神的不朽传奇。她伏案工作的身影,不仅仅是对专业知识的深耕细作,更诉说着以其一生的努力,为培养德技双馨的优秀医务工作者所做的巨大贡献。

她是上海仁济私立高级护士学校的一名学生,毕业那年和同学参加上海市职业界救亡协会,秘密成为一名中国共产党党员,和护士姐妹们建立了上海第一个医院地下党组织。在革命力量的驱动下,她忘却了畏惧,在战火硝烟中奔走于工人夜校传授救护知识,走进战地前沿照护伤兵,在条件有限的情况下建立"竹子医院"。行至暮年,左英前辈仍不忘初衷,将她毕生积蓄捐赠出来设立"左英护理奖",这是上海护理界最高荣誉。她让更多的护理人员接下这红色接力棒,在护理岗位上传承博爱精神,赓续这份奉献祖国、服务人民的赤子情怀。

左英,这位以红色革命精神引领仁济护理之路的先驱,她的形象虽定格在这方寸间,但她坚定的革命信念和无私奉献的精神,却如同不灭的灯塔,引领着一代又一代仁济护理人前行。左英前辈的故事是温暖的灯塔,传递着深刻的人文精神内涵。它告诉我们,无论时代如何变迁,医者仁心的初心不能忘,无私奉献的精神不能丢。在护理工作中,我们要始终坚持以患者为中心,用爱心、耐心和责任心去呵护每一个生命,让护理工作充满人文关怀与温度,这正是人文精神在护理领域的具体体现,这种联系不仅仅体现在价值观念的共鸣上，更在于对实践行动的指导。今天，我们将继续秉持同样的信念，传承左英的红色革命精神，赓续博爱奉献的家国情怀。以爱为名，开拓创新！

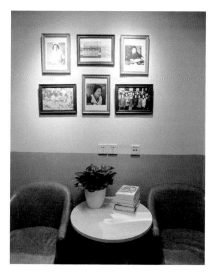

图 6-10　一面讲述仁济护理精神的墙，墙上挂着的照片是仁济护理精神的"播种者"——左英，她是仁济护理人的精神信仰

（张艳燕、范晓君）

3. 护理器具革新，助力人文关怀

医疗领域每一次的技术革新与进步，都是医护人员仁心仁术的生动展现，在人文精神引导下的护理创新更注重对患者需求的满足。护士既是照护者，也是创新者，他们最易观

察到患者的病情变化、体会其内心感受、了解其健康需求,并改善其就医体验。从患者的需求出发,服务到患者的心坎里。

近十年,仁济护理创新围绕患者需求,申请专利百余项,并择优逐步转化。在人文关怀的加持下,护理创新更具前景。人文关怀帮助护士发现患者的需求,在创新中引导护士从患者的需求出发,创造出深入患者心坎里的护理用具,既能提高工作效率,又可以改善患者的就医体验。

1) 便携式吸引装置

基于患者的临床需求,我们的护理团队开始着手研发一种能够解决患者出院后急救需求的新型护理器具——便携式吸引装置。设计初衷是让患者在家庭环境中也能得到及时、有效的呼吸道清理,从而避免因痰液阻塞等紧急情况而导致的生命危险。

研发过程中,团队成员深入临床一线,广泛收集患者和家属的意见并不断优化装置。基于人文关怀,团队成员将便携、易操作、安全、有效作为研发技术的关键点,经过数百次的试验与改进,"便携式吸引装置"真正实现了"把急救带回家"的愿景。便捷式吸引装置的应用,使原本误吸所致的吸入性肺炎病死率有效下降,尤其对于居家和养老院中的老人而言,他们能够得到更加安全、便捷的健康保障和及时的救治。从需求出发的护理创新行为,也是护理人文关怀的一种体现。

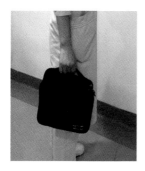

图 6-11 便携式吸引
装置外袋

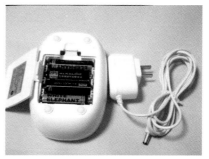

图 6-12 便携式吸引装置

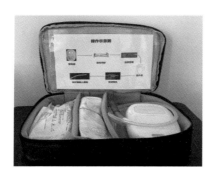

图 6-13 便携式吸引装置各类组件

（欧阳颖星）

2）居家血液透析系列发明

居家血液透析是终末期肾病患者在家中自主进行个体化血液透析治疗的方式。与采取其他透析方式的患者相比，其生存时间更长，并发症更少，具有更高的生活质量，让透析治疗时间变得更自由。自 2018 年我院开展居家血液透析项目至今，患者自行血液透析的穿刺、拔针、推药工具的缺乏阻碍着这项技术的推行。

围绕患者的需求,血液净化护理团队创新设计出一件式工具,实现了在居家血液透析领域的"零"突破,实现了患者自行血液透析注射技术、智能监测和意外预控技术、拔针安全助手等技术突破,使居家血液透析操作的关键环节更便捷、安全。基于患者需求驱动的护理创新切合临床,成效显著。

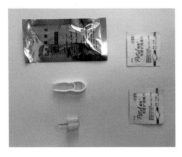

图6-14 一种钝针扣眼穿刺剥痂装置

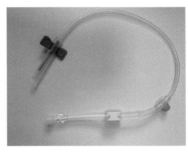

图6-15 一种适合居家使用的穿刺针

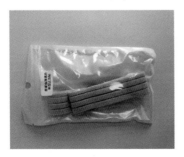

图6-16 一种便于操作的止血贴

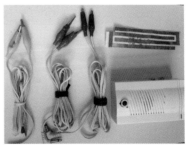

图6-17 一种渗血报警装置

(赵诗宇、章海芬)

第七章 阅心善言、共情达理孕育人文关怀能力

人文素养是构建人文内涵的重要基石，而"阅心、善言、达理"是培养人文素养的核心要素。护士能够在不同语境下，通过尊重的语言与患者沟通，这是与患者建立信任关系的第一步。此外，护士通过汲取书籍中的智慧，不仅能拓宽视野，还能学会如何分享这些人文实践经验。真正的成长在于反哺于与患者共处的这个世界，这一过程循序渐进，也是在不断深化中使护士的人文素养得到提升。护士们也逐渐成长为具备深厚文化底蕴与高超护理技能的护理人才，为患者提供全面、细致、贴心的照护。

"沟通"不只是说话

护患沟通环节中的护理语言是一项职业技术。如果语言表达的信息存在错误,那么就可能造成护患关系紧张,使照护过程变得十分复杂,加剧护患矛盾。护理语言是护理的手段,护理人员应有能力用护理语言与患者交流思想、情感和意愿,表达浓厚的人文关爱。

护理语言作为护理人员必备的基本技能,必须对此进行强化培训,语言沟通会因不同的场景而有不同的表达策略。那该如何使用护理语言艺术来彰显人文修养,达到护理语言特定的目的呢?我院护理部研究制订了 12 种情境下护患沟通策略,引导护士使用规范语言进行沟通。

有一种病被称为"岁月神偷",它会偷走人所有的记忆,让人忘记生命中的美好瞬间,忘记挚爱,甚至忘记自己。在患有此病的人的世界里,过去的经历像是一幅褪色的画卷,记忆中的色彩会逐渐褪去。当病房里来了这样一位特殊的患者时,我就明白和他进行沟通,不能只是会说话,更需要心灵的触碰和情感的共鸣。

对于表达同一个意思的一句话,我每天要和他说不下数十次,然后第二天依然如此,刚开始这位老人的眼神里充满着迷茫和困惑,而我每天依然礼貌且坚定地跟他说着这几句话。直到有一天，从江老先生的嘴里说出来几个词："你，小范。"这个瞬间我无比开心地为他竖起了一个大拇指，这是因为我知道我的目的达到了，他认识我了。

某一夜我值夜班，半夜里老先生颤颤巍巍地从病房里走了出来，陪伴的阿姨扶着他，却怎么都拦不住他，大致的意思是他要准备手术去了，怎么患者还没有接来，是不是出了问题。我明白整个情况后，让陪护在旁边的阿姨松手后回避到一旁，我轻轻搀扶着老先生走在病房走廊里，轻声缓缓地解释，顺着他手术的话题为他准备好了一切，劝他为了患者和手术成功，这会儿他更需要先好好休息。就这样折腾了两三个小时，他终于安心地躺到了床上，一觉睡到了天亮。

护士长还把这个故事告诉了患者的家属，他的女儿和女婿说："你们真是不容易，有时候他在家里发病了，我们也没有那么好的耐心，你们护士却可以做到。谢谢你，小范。"这句感谢温暖了我们所有人的心。

也许为了患者的安全我们能选择简单而直接的方法，但我们也可以有更多的选择，在这里我使用了 12 种情境语言中的劝导性语言，选择用温柔、缓和的方式去尊重和关爱生命，让患者能够得到应有的尊严，让患者的家属得到精神上的宽慰。随着老龄化社会步伐的加快，医院会面对越来越多类似这样的患者，但无论时代如何变迁，沟通的本质永远不会改变——它永远是心灵的触碰，是爱的传递，是对生命的尊重。护理人的一言一行都是经历过几百遍甚至千万遍打磨而来，正因为有深耕的专业,才能让人文之光点亮生命。

从以上情境模拟中,我们看到了护患沟通的重要性,恰当的语言沟通能有效缓解患者的病痛,解除患者的疑虑,增强患者战胜疾病的信心,同时还可以引起患者和家属产生情感共鸣。俗话说:"良言一句三冬暖,恶语伤人六月寒。"这是人们对语言的心理刺激作用的经验总结。我们虽有诸多高效的疗法,但更倾心于那份以患者为中心、细腻入微的关怀。这不仅仅是对生命本身的尊重,更是人性光辉的闪耀。

情境语言的规范使用能够帮助临床护理人员克服沟通障碍,并自信地建立一个护患彼此平等且相处融洽的人际环境,让患者真切地感受到来自护理人员的尊重、理解及关爱,帮助患者正确面对疾病,促进患者康复。正是这份人文关怀,构筑了医疗之外更加坚实的"治愈之桥"。在此将这 12 种特定环节护患沟通语言表达策略特别分享给广大的读者和护理工作者们一同共勉。

表 7-1　12 种特定环节护患沟通语言表达策略

	特定环节	语言表达策略	语言要求
体现亲切温馨	入院接待时	安慰性语言	态度真诚、热情达意
	日常交往时	礼貌性语言	表情自然、有理有节
	交流沟通前	问候性语言	关爱贴切、掌握分寸
传递真诚体贴	情绪激动时	劝导性语言	同感理解、合情合理
	患者出院时	祝福性语言	选准时机、祝福艺术
	病情反复时	鼓励性语言	传递爱心、分寸适宜

（续表）

	特定环节	语言表达策略	语言要求
体现坦诚可信	治疗检查时	解释性语言	语言明确、言简意赅
	治疗检查后	致谢性语言	掌握技艺、灵活应变
	护理查房时	保护性语言	注意方式、严谨稳妥
	病情好转时	激励性语言	针对个性、善于肯定
	操作失误时	致歉性语言	及时、坦率、诚意
	健康教育时	指导性语言	通俗易懂、利其操作

（范晓君）

"领悟"不只在瞬间

人文护理的开展,源于对患者身心全面关怀的深切需求。"阅心、善言、达理"为护士培养人文关怀能力提供了方向。通过读书会、人文护理经验分享会、人文护理实践与案例分享等方式,我们认识到"领悟"是一个持续深化的过程,非一朝一夕之功。这些活动共同促进了人文护理的落地,提升了护理质量,让患者在治疗过程中感受到更多的温暖与关怀。

1) 读书会的故事:心灵的共鸣与启迪

在一场以"护理中的人文精神"为主题的读书会上,护士们围坐在一起,共同分享着阅读感悟。《此生未完成》这本书引起了大家的强烈共鸣,这本书让我们看到了生命最真实、最脆弱的一面。话语虽简朴却直击心灵,尤其是那些关于健康、家庭与生命的深刻见解,如同春风化雨,润物无声地滋养了我们的心田。

2) 人文护理经验分享会:爱与关怀的传递

在一场关于"爱与关怀的传递"的人文护理经验分享会上,护士长分享了具体的沟通技巧和心理支持方法,以及如何根据患者的个性和需求提供个性化的护理服务。此外,护士们也详细讲述了各自的人文护理经验,包括他们在面对特殊病例时如何体现人文关怀。对于在互动时提出的问题,大家共同探讨解决方案。我们深信,护患沟通的质量能影响患者的生活质量。

3) 人文护理实践与案例分享:创新与责任的体现

护士不仅仅是护理计划的执行者,更是患者心灵的守护者。叙事护理的开展,更是将这份人文关怀推向了新的境界。通过叙事护理流程,每一位患者的故事都值得被细心聆听与记录。这种"以患者为中心"的理念不仅增强了患者的治疗依从性,也促使护患关系更加和谐、融洽。叙事护理的开展不仅体现了护士对人文关怀的深刻理解与追求,还为心理护理开辟了新的途径。

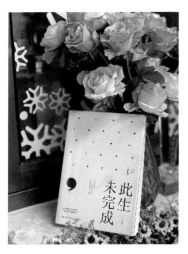

图 7-1　读书会

(乐叶)

"懂你"不只是知晓

随着人口老龄化的加剧,老年患者就医困难日益显现,行动不便、认知功能下降等问题严重影响着他们的就医体验。上海市卫健委积极响应,在《改善就医感受提升患者体验主题活动实施方案(2023—2025年)》中提出树立老年友善服务理念等举措。然而,老年患者真正需要什么? 我们提供的服务、流程及宣教真的适合老年患者吗?

体验式教学故事

新入职的护士小琳迎来了一节深刻的"老年生活体验"课程,她首先戴上了模拟白内障患者视野的眼镜,那一刻,世界仿佛被一层白白的雾所笼罩,变得模糊不清。她小心翼翼地迈出脚,每一步都像是在探索一个全新的领域,心中充满了不安。接着,她的带教老师又细心地为她戴上了棉质手套,并让她佩戴上负重沙袋,模拟老年患者肢体麻木的状态。小琳在这种状态下,开始尝试分药。手指在棉质手套的包裹下,变得异常笨拙。小琳反复尝试了好几次,额头渐渐冒出了细密的汗珠。随后,小琳又戴上耳塞,此时她只能通过观察对方的口型和手势来猜测。焦虑与无助瞬间涌上心头,她努力地分辨着对方每一个细微的动作和表情,却依然感到迷茫。

她想象着自己在模糊的世界中渴望有一双温暖的手引导她;在无法听清声音时,渴望一个耐心的微笑和清晰的手势。这种感同身受,将促使她在后续的工作中更加用心地为老年患者提供护理服务,用自己的关怀和专业知识,为他们带来希望。

　　在这次体验中,护理人员深刻地认识到老年患者在自我照顾方面存在着诸多困扰。于是,他们发挥创造力,自创眼科自护用具,为患者带来了温暖。眼药水辅助滴眼装置让患者可以轻松地进行自我用药,减少了药液外漏,降低了用药开支,同时也提升了安全感,减少了并发症的发生。此外,简易便携瞳孔尺也为患者带来了极大的便利,患者借助它可以清楚地知晓使用扩瞳药物后的用药效果,从而预防并发症的发生。无论是在家中还是外出时,患者都可以随时使用这个瞳孔尺,了解自己的病情变化。测距式多功能磁吸视力表更是让患者们赞不绝口,它的翻盖设计与含两种视标的圆盘视力表丰富了单一视力表的功能,这个视力表不仅方便、实用,还能让患者对自己的康复充满信心。视网膜脱离术后功能卧位示范卡(便携式)也发挥了重要作用,它根据视网膜裂孔位置分为 5 个区域,每个区域与功能卧位一一对应,图像显示更便于患者理解裂孔位置与卧位的关系。

　　在这场充满人文关怀的旅程中,护理人员通过体验、改进和创新,为老年患者带来了温暖和希望。他们用自己的行动诠释了医者仁心,让老年患者在就医的道路上不再孤单和无助。

　　这是一个真正站在老年患者的角度去思考问题和提供服务的案例。以体验式教学为起点,护理人员亲身体验老年患者视力障碍、听力下降和肢体麻木等状态,深刻感受老年患者的痛苦与无奈,从而产生同理心,进而主动改进服务。从病房布置的贴心标识到耐心的沟通方式,从全面的出院计划到创新的自护用具,无不体现着对老年患者身体、心理和生活需求的全方位关注。通过对护理器具的创新,满足老年患者的特殊需求。借助自创眼科自护用具,帮助患者做好自我照顾,使其完成从出院至家庭的过渡。

　　这些措施显著提升了老年患者的就医体验和生活质量。一方面,降低了患者的焦虑感和无助感,让他们在医院和家庭中都能得到有效的护理和支持。另一方面,激发了护理人员的创新精神,形成了良好的医患互动氛围,为老年患者的康复之路带来温暖和希望。

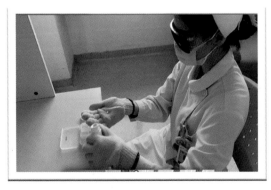

图 7-2　"老年生活体验"课程

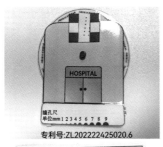

专利号：ZL202222425020.6

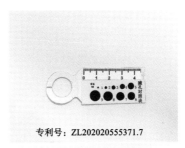

专利号：ZL202020555371.7

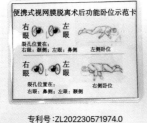

专利号：ZL202230571974.0

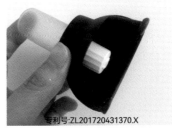

专利号：ZL201720431370.X

图7-3　眼科自护用具

（万慧敏）

第八章

拳拳之心、传递仁爱
关怀改善体验

　　"人文关怀"强调对人的尊严、情感、需求及价值的尊重与关注。线上与线下相融合的沟通方式,已然成为人文关怀实践的重要载体。借助智慧化网络平台,打破空间限制,不仅能够满足患者个性化的服务需求,还能有效提升护士的职业归属感,共同营造一个充满温情与关怀的医疗环境。这种双向的人文关怀实践,有助于构建一个更加高效、和谐、温暖的医疗服务体系。

润物无声　关怀患者

　　人文关怀发乎于医护人员内心，在倾听的帮助下，在共情的驱动下，通过具体行为来践行，使患者切切实实感受到润物细无声的人文关怀。然而这种人文关怀行为是什么？迄今并没有明确的答案。

　　在仁济护理中，经过多年的探索建立起一套人文关怀程序，并将其应用于住院患者照护中，成为推行人文关怀举措的可循之路。

　　在 Peplau 人际关系理论中，护理是一种具有治疗意义的人际交往行为。这种交往包括 4 个连续的阶段，分别为认识期、确认期、开拓期及解决期。依据这一理论，在住院的不同阶段以不同的方法搭建护患沟通之桥，将人文关怀融入护理中，可自然而贴切地建立并维持"关怀关系"。

1. 认识期关系载体及应用

　　患者需求清单：建立患者住院需求清单，在这份清单上详细列出患者在住院期间可能需要的各种护理服务，包括饮食习惯、睡眠习惯、设施和物品、特殊生活习惯等方面的护理服务，以及延伸服务等，以勾选的形式有助于更快捷、精准地获取信息，以便医护人员能够更好地了解患者的需求，提前做好准备，确保患者在住院期间得到精细的照顾。需求清单作为人文关

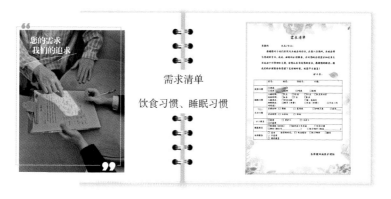

图 8-1　护士根据患者的需求为其建立的个性化需求清单

怀的载体，让患者与护理人员之间实现快速的联结和信息交流，从而进一步提升医疗服务水平，促进护患关系的和谐发展。

2. 确认期关系载体及应用

1）线上叙事平台

信息化的快速发展影响着人们的生活方式，信息技术和网络已成为知识经济时代人类的"新语言"，成为人们生存和发展的一种"交流工具"。仁济医院在乳腺外科创新构建了线上叙事平台——"心灵病房"，通过网络平台鼓励患者撰写故事，与读者共同交流，分享心路历程，释放情绪，找寻自我，旨在为乳腺疾病患者提供心理支持及经验借鉴。

"心灵病房"网络平台由"心灵故事"和"联系我们"两大板块组成，心灵故事板块包括心灵独白与心灵反思两部分。"心灵独白"部分展示着患者的故事与生命感悟，为患者提供了一个抒发内心感受、分享生命故事的平台。在这里，每一位勇敢的乳腺癌患者都能倾诉自己的经历。患者用真挚的文字讲述着被诊断时的震惊与恐惧，治疗过程中的痛苦与坚持，以及对生命的珍视和对未来的期待。这些故事如同点点繁星，虽然渺小，却能为后来人提供指引。他们让其他患者感受到自己并不是孤军奋战，身边有着许多与自己一样勇敢面对疾病的伙伴。每一个故事都是关于生命的思索，是患者们用自己的亲身经历书写的人生篇章。这些故事给予内心柔软却迷路的患者对抗疾病的勇气，让他们知道，无论前方的路多么艰难，都有希望在等待着他们。"心灵反思"部分则发表护士在临床工作过程中的心灵感受，也为护士提供了反思和成长的空间。护士在这里分享他们在与患者相处过程中的点滴感动，反思自己的照护行为和人文关怀举措。

　　"心灵病房"线上平台的构建，深刻地体现了对患者内心世界的关注与呵护。心灵故事板块中的"心灵独白"，成为乳腺疾病患者勇敢发声的舞台。在这里，每一个故事都是生命的呐喊，是患者们在疾病的阴霾中挣扎、坚守与期待的真实写照。这些故事不仅仅是文字的组合，更是患者们用生命书写的壮丽史诗，它们传递着坚韧不拔的力量，让同处困境的患者们感受到强烈的共鸣，不再孤单。"心灵反思"部分则为护士们开辟了一片自我成长的天地。通过分享与患者相处的点滴感动和深刻反思，护士们不断审视自己的照护行为，提升人文关怀能力，将专业知识与温暖爱心完美融合，为患者撑起一片充满希望的天空。

2）线下树洞信箱

随着现代医学的不断发展，快速康复成为当今医疗活动的目标之一，患者的住院时间缩短，护士与患者的沟通时间亦随之减少。但是患者在陌生环境中的防御心理并未减少，反而有所增强。面对这种护患沟通的困境，该如何应对？人文关怀该如何落地？护士如何快速和患者建立联结？

"树洞信箱"是仁济医院护士创造的另一种确认期关系载体。放置在病房的"树洞信箱"，除了收集患者的意见，还是患者一处心灵慰藉的港湾。这种沟通情境的创设，为患者提供了一个安全的沟通环境，鼓励患者分享自己的故事、感受和表达自己的需求，无论是关于心理上的支持、生活中的困惑，还是对未来的期待。"树洞"寓意私密，是对患者隐私的一种保护。书信形式，以纸载情，有助于减轻与人面对面沟通交流的心理压力，更好地推动自我感受的表达、袒露心声，同时也为解决问题提供了新的思路和方法。

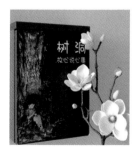 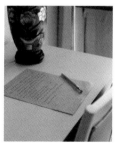 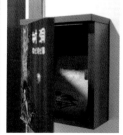

图 8-2　树洞信箱

3. 开拓期关系载体及应用

在互联网时代背景下,患者对于护理服务的需求不仅仅局限于医疗护理技术的支持、院内的交流,更多的是对出院后的心理支持及个性化护理方案的渴望。"互联网＋护理"通过线上咨询、远程监测、健康管理等手段,为患者提供更加高效、便捷的护理服务,在为患者带来更加温馨、舒适的护理体验的同时,助力患者恢复其社会功能,逐步摆脱医护这一"拐杖"。

其一,"互联网＋护理"可为患者提供全面评估,帮助识别疾病征象。仁济医院泌尿外科开设了互联网医院"泌尿肿瘤术后随访与评估护理门诊"。该门诊对出院患者开展延续评估及护理指导,帮助患者准确识别术后并发症,通过多团队协作,对并发症患者实现医护双向转诊,为出院后患者织起一张安全防护之网,让患者能够安心回家。

其二,"互联网＋护理"提供充分的个性化信息支持,患者充分享有知情权,从而有助于形成最佳决策。产科"互联网＋护理"门诊为准妈妈们提供了孕期全程的信息咨询服务,并主动按孕期时间推送健康指导。还提供心理咨询,帮助产妇缓解心理压力。此外,还围绕母乳喂养、新生儿脐部护理及疫苗接种、产后盆底康复等内容开展指导。初为人母的产妇在充分获取信息后,其心理压力可有所缓解。由于"互联网＋护理"在数字化平台上完全依据产妇的需求提供个性化护理服务,这使得护理服务更具有实用性。

精准对接百姓的健康需求，"足不出户"即可享受专业护理指导

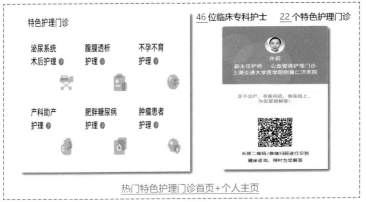

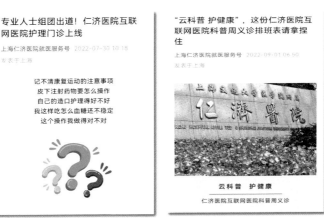

图8-3　仁济互联网医院护理门诊主页及相关护理门诊介绍

4. 解决期关系载体及应用

纳入照护者，构建身心修复的最佳环境

众多研究证实，家庭支持对患者的治疗心态及康复具有积极作用。因此，在人文关怀过程中，通过共情后反思，护士

发现,患者的动力不仅来自医护人员的人文关怀,还来自患者家庭的支持。因此,在人文关怀过程中,积极纳入照护者,构建有助于患者身心修复的最佳社会、家庭环境,也是仁济护理实践人文关怀的重要举措之一。这一举措应用在护患沟通的解决期,有助于患者独立解决问题,恢复健全的社会功能。

在生殖中心,护理人员通过这一方法构建夫妻间更好的亲密关系,从而提升不孕症女性患者的治疗信心。不孕症可影响夫妻间的应对方式、角色和责任。据统计,我国不孕症发病率为 $10\%\sim15\%$。这对大多数家庭来说都是一种心理创伤,受中国传统思想的影响,夫妻承受着更大的社会和家庭压力。尽管不孕症不是一种可以导致死亡的疾病,但它会影响不孕症患者的心理状态及导致家庭功能降低。因此,我们一直在思考,什么样的方式可以改善不孕不育夫妇的心理状态及家庭功能?如何提高不孕不育夫妇间的相互支持?

护士将不孕症女性患者的丈夫纳入人文关怀过程中,在助孕之处引导其丈夫用鼓励的话语写下"致爱人的一封信",并在助孕最艰难的时刻由护士将这封信交给该名不孕症妻子。这一封信在最恰当的时间由最恰当的人表达,是护士在共情与反思后,依据不孕症女性患者的心理压力之源形成的最佳护理措施。

"致爱人的一封信",短短的语句,是丈夫满满的爱意,还是对爱人的关心、理解和支持。这是护士在帮助这对夫妻形成良好的亲密关系，构建家庭支持的妙招，可为不孕不育患者的治疗带来积极影响。

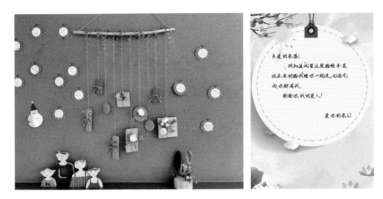

图 8-4 在助孕过程中动员丈夫给其妻子写信，给予精神力量

（徐洁慧、严玉茹、秦彦雯、徐于睿）

仁心佑"护" 相倚为强

人文关怀的对象不仅是患者,还包括医护人员自身。给予信心、赋予能量、传递积极心态并建立支持系统是对医护人员实施人文关怀的主要目的。护理工作是辛苦的,需要适应不同的工作时间安排,也需要与医生、同事、患者及其家属等多方进行沟通和协调,容易产生心理压力与疲劳感,从而直接影响到患者的就医体验。当护士感受到来自工作环境的支持和理解时,他们的工作动力会显著增强,在得到适当关怀和支持的情况下,护士能够更好地管理自己的情绪,更能专注于患者的需求,为患者提供更优质的护理服务,从而促进医患关系的和谐。对护士的人文关怀途径多种多样,在此我们将仁济医院的"小心机"倾囊分享。

1. 驱散坏情绪的碎纸机

王王是一名爱笑而内向的护士,无论是同事还是患者,都能感受到她的温暖和善意。她哪怕在工作中受了委屈,也都会微笑以待,总是在为别人着想,有事自己一个人扛,懂事得让人心疼,但是她也是血肉之躯啊,又怎么会真的如此坚强呢? 最近,护士长发现她的工作效率明显下降了,而且在晨会上很少表达自己对工作的想法,虽然她脸上依然微笑着……

护士长看在眼里,疼在心里,想着她可能遇上什么事了吧?

于是,护士长就想着自己可以做些什么能让她卸下心里的压力? 因为每一个人心里都有说不出的烦恼、忧虑、不满……因此,科室设计了情绪碎纸机,该碎纸机是用一体式箱子制作而成,除投放处外再无其他开口,放满后直接销毁,从而保障护士的隐私。同时还配有情绪回收卡,当护士有不好的体验、感受时,可以自行拿取卡片,并在卡片上书写自己的忧虑,投入碎纸机,抛下烦恼,撕碎忧虑,重新出发,重拾好心情。

王王拿到情绪回收卡,写了密密麻麻的 5 行字,是呀,情绪稳定的背后,悄悄压抑的情绪该有多汹涌啊? 然后只见她用力地将卡片投入碎纸机内,护士长看到后拍拍她的肩膀并轻声说道:"扔进去了,这些烦恼也都过去了,一切都会好起来的!"王王抬起头望着护士长温和又不失坚定的眼神,突然哽咽了……情绪得到了释放,接下来的日子,王王还是微笑着,但是却多了一些活泼,在茶水间又能听到她欢快的笑声,而患者对她的工作也是赞不绝口……

2. 解忧杂货铺

李李是一位 80 后的本科护士,家里有需要照顾的孩子和年迈的父母,每次来上班都感觉她眉眼间满满的疲倦。她在晨间交班时也总是在走神,常常下班后会在休息室里自言自语:"科室的工作需要那么高的责任心,心好累,要熬多久才能退休?""怎样才能帮帮她啊?"护士长看在眼里,急在心里……

科室设计了解忧杂货铺,在杂货铺里放置刮刮卡,里面有各种奖励,小到一杯奶茶,大到迪士尼限定版玩偶等,护士长让李李在杂货铺里拿了一张刮刮卡,只见她疲惫的脸上多了一丝期待,扬起了音量:"我很久没有收到礼物了,也从没有中过大奖,让我看看是什么?"看完后李李跳起来高兴地说道:"是一张演唱会门票!""你不是喜欢张信哲吗? 正好可以去看! 也可以放松一下,对自己好一点!"护士长微笑着说。

一个月后,李李递交了能级晋升表,还对护士长说,想收集些数据写论文,并主动承担起了科室新职工的带教工作,护士长看到她的改变很欣慰,心里想着:太好了,未来可期!

解忧杂货铺,小小的刮刮卡,倾注了科室对护士的良苦用心,让护士感受到期待感的同时,也展现了科室给予护士的关怀与爱。

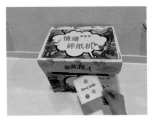
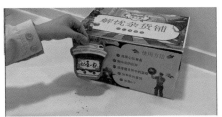

图 8-5　情绪碎纸机　　　　图 8-6　解忧杂货铺

3. 从平淡到赋能——谁是能量王

在医院这个充满挑战与关爱的地方,护理团队始终肩负着重要的使命。为了进一步增强团队凝聚力,促进护士之间互帮互助,我们精心策划了"谁是能量王"活动。

活动以护士长在年终发放的能量币为开端。这些能量币不仅仅是一种象征，更是一份感恩的载体。给每位护士每年发放 5 枚能量币，在币的反面要求其写上这一年中被其他护士帮助的故事。这一个小小的举动，促使护士们在日常工作中更加留意身边同事的付出，也为年终的温暖时刻埋下伏笔。

年终总结时，每一位护士都要向帮助过自己的人赠送能量币，并讲述那些感人的获得帮助的故事。在这个过程中，一个个温暖的回忆瞬间被重新唤起。或许是在忙碌的夜班中，同事的一句关心话语；或许是在面对棘手的工作难题时，伙伴伸出的援助之手；又或许是在自己情绪低落时，他人给予的鼓励和支持。这些故事虽然平凡，却充满了力量，让每一位护士深刻感受到团队的温暖和关爱。

最后，每一位护士将收到的能量币张贴于能量墙上。这面墙成了团队凝聚力的象征，时刻提醒着大家曾经的付出与收获。它见证了护理团队的成长与团结，也激励着大家在未来的工作中继续携手前行，共同为患者提供更加优质的护理服务。

"谁是能量王"活动不仅仅是一场简单的年终总结，更是一次心灵的洗礼。它让护士们在忙碌的工作之余，停下脚步，回顾那些被忽略的温暖瞬间。通过这个活动，护理团队的凝聚力得到了极大的提升，大家更加珍惜彼此的合作与付出，为医院的护理事业注入了源源不断的正能量。

婷婷："今年家里突发了一些变故，让我心力交瘁。大家得知后都很支持我，特别是方妈，不仅常常关心我的情绪，还在我忙得顾不上吃饭的时候，默默地为我准备好饭菜。她的这份温暖，让我在那段艰难的日子里有了坚持下去的动力。谢谢方妈！"

　　丹丹："我今年不太顺，把脚给摔断了，我一个人在上海，如果没有璐璐老师，我可能就没法正常上班了。从我受伤起，璐璐老师就主动承担起接送我的任务，每天早早地来到我家楼下等我，下班后又把我送回家。我情绪低落时，她还不断鼓励说'人生小挫折不碍事，你还是要每天美美的。'所以我的能量币要送给予我以力量、帮助我成长的璐璐老师。"

　　对于患者来说，人文关怀能让他们在病痛中感受到温暖和希望，提升就医体验，促进康复进程。而对于护理工作者来说，人文关怀则是他们在高强度、高压力工作中的有力支撑。当他们感受到来自工作环境的支持和理解时，其工作动力会显著增强。

　　"情绪碎纸机"让护士们有了宣泄情绪的安全空间，不再需要独自承受压力，从而以更好的状态面对患者。"解忧杂货铺"给予的惊喜奖励，能缓解护士们生活中的疲惫，让他们能以更积极的心态投入工作。"谁是能量王"活动则通过回顾温暖瞬间，增强团队凝聚力，使护士们在互帮互助中共同成长，为患者提供更高水平的护理服务。只有关爱护理工作者，才能让他们将这份爱与关怀更好地传递给患者。

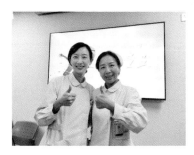

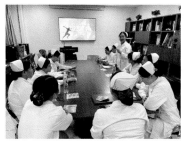

图 8 - 7 　2023 年度能量王　　　　图 8 - 8 　讲述能量王故事

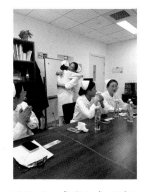

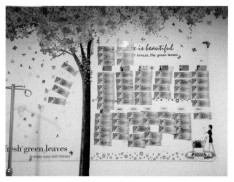

图 8 - 9 　感谢与感动瞬间　　　　图 8 - 10 　能量墙

（严玉茹、徐洁慧）